太りやすい人ほど やせる ツボ&リンパマッサージ

メディカルトレーナー
岩井隆彰（著）

マイナビ

太りやすい人ほどよく効く

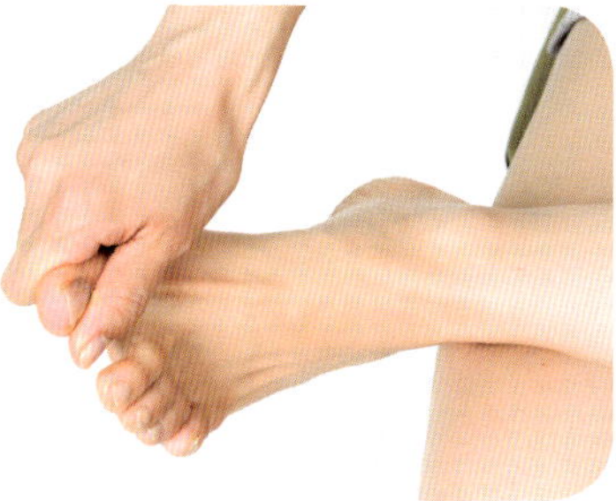

圧する

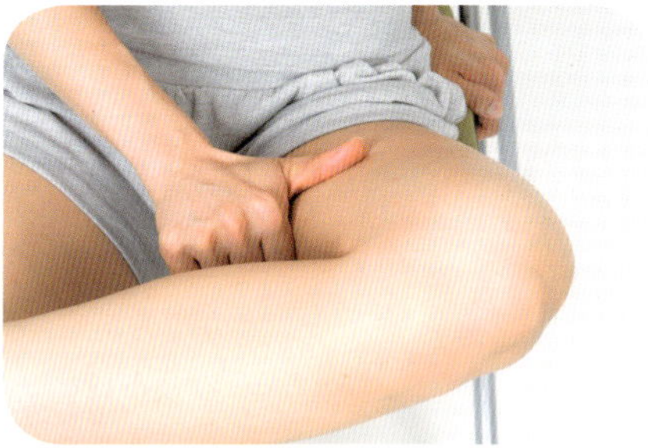

マッサージする

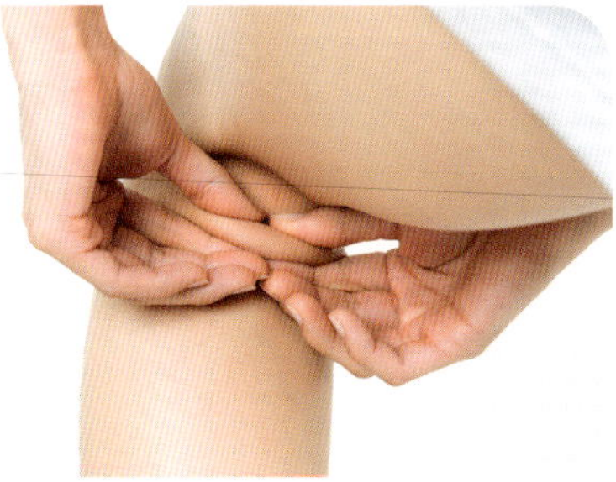

ほぐす

はじめに

太りやすいのはどうしてでしょうか？　二の腕がプルプルしてきたり、お腹まわりがプヨプヨしてきたり、太ももがたるんできたり……。それは食べ過ぎかもしれませんし、運動不足かもしれません。そのために食べたいものを我慢したり、苦手な運動を始めたりしている人もいると思います。

食生活の改善も運動も効果的なダイエット法です。しかし、この2つの方法には共通するデメリットがあります。それは、極端なダイエットに取り組むとお肌にしわやたるみができる可能性があるということです。お肌を維持してキレイにやせるには、体のすみずみまで酸素や栄養素を届け、余分な水分や老廃物を滞らせないようにしながら代謝を高めることが必要になります。

それが本書で紹介するツボ＆リンパマッサージです。東洋医学の考えに基づく「ツボ」、西洋医学に基づく「リンパ」、そして筋肉。この3つを刺激して血液やリンパの循環をよくし、代謝を高めます。代謝を高めれば、体に無理なく自然にやせられるので、お肌のことを気にせず「キレイにやせる」ことができるのです。

しかも、気になる場所からやせることができます。というのも、ツボ＆リンパマッサージはやせたい場所をターゲットに行なう方法だからです。太りやすい場所ほど、血液やリンパの流れが滞っています。その滞りを解消するためにツボ、筋肉、リンパを活用します。ツボの下には筋肉があり、筋肉のそばにはリンパが流れています。連動しているからこそ3つ同時に刺激することでさらに効果は上がります（滞りを解消するために刺激する所を私は「ゾーン」と呼んでいます）。

所要時間はわずか3～5分。すぐに現れるその効果を、ぜひ体感してみてください。誰でも今日から始められます。

メディカルトレーナー
岩井隆彰

覚えておきたい①
9本のツボ&リンパマッサージライン

本書で紹介するツボ&リンパマッサージは、9つのラインに沿って行なうツボ押しとマッサージです。それぞれのラインごとに効果のある部位が違います。

体の正面を通るライン

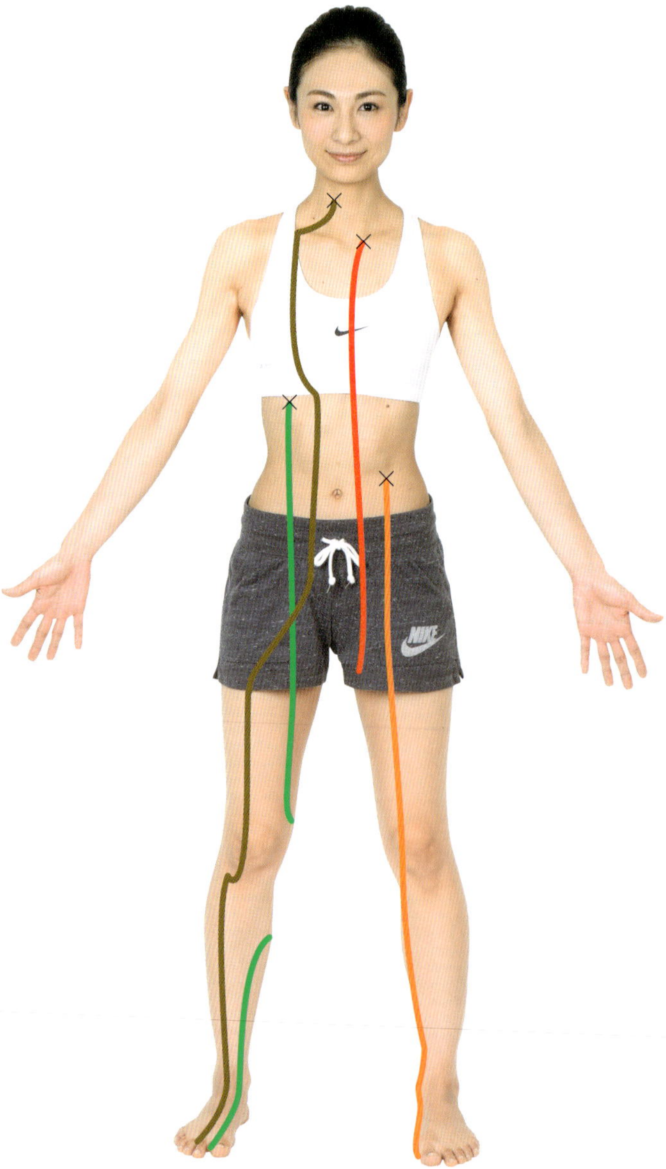

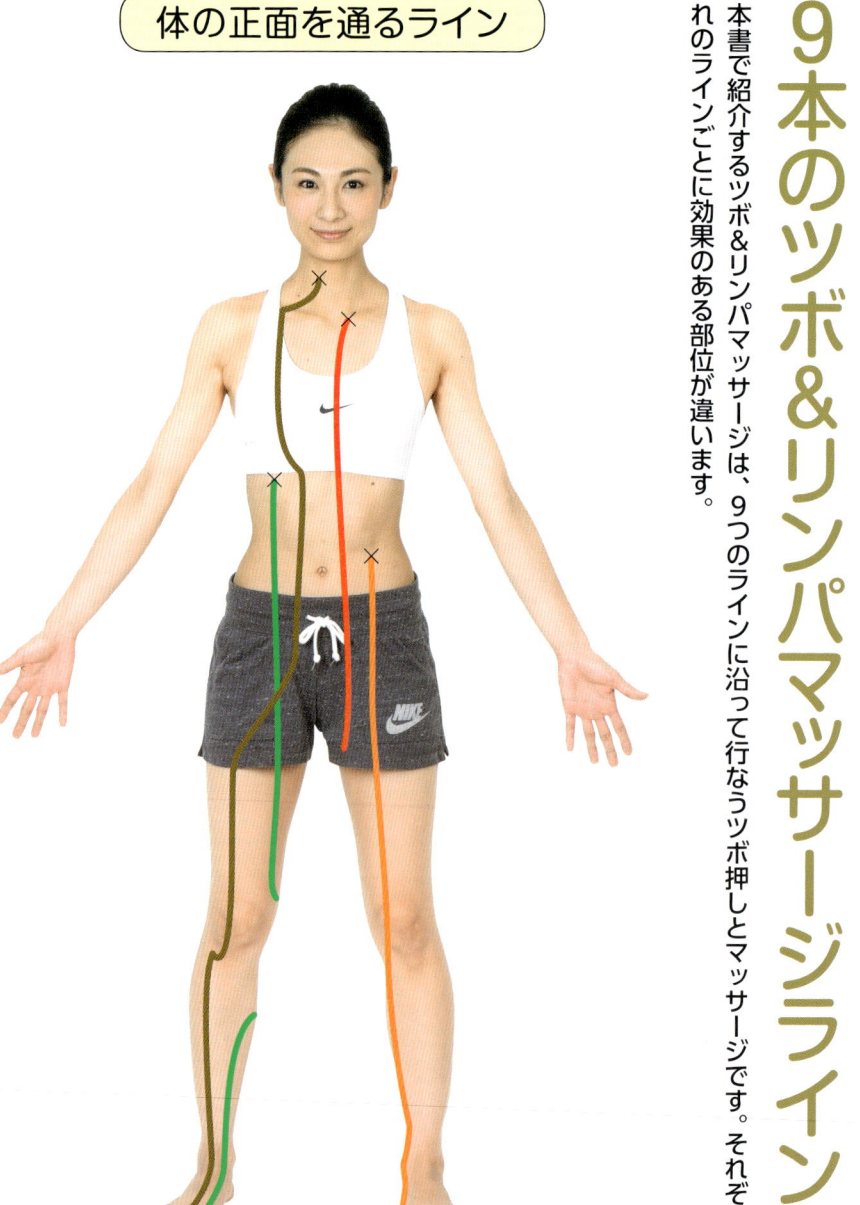

- ① 肝臓経ライン
- ② 脾臓経ライン
- ③ 腎臓系ライン
- ④ 胆のう経ライン
- ⑤ 胃経ライン
- ⑥ 膀胱経ライン
- ⑦ 小腸経ライン
- ⑧ 三焦経ライン
- ⑨ 大腸経ライン

体の側面を通るライン

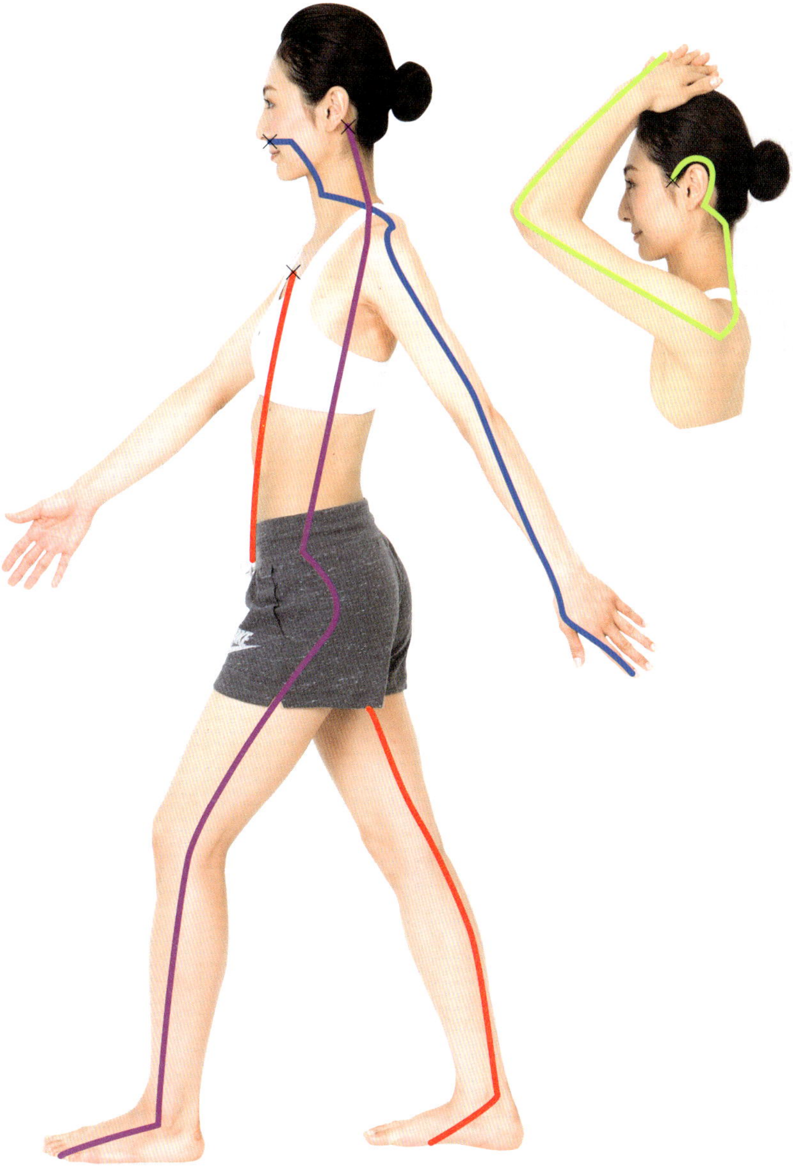

体の背面を通るライン

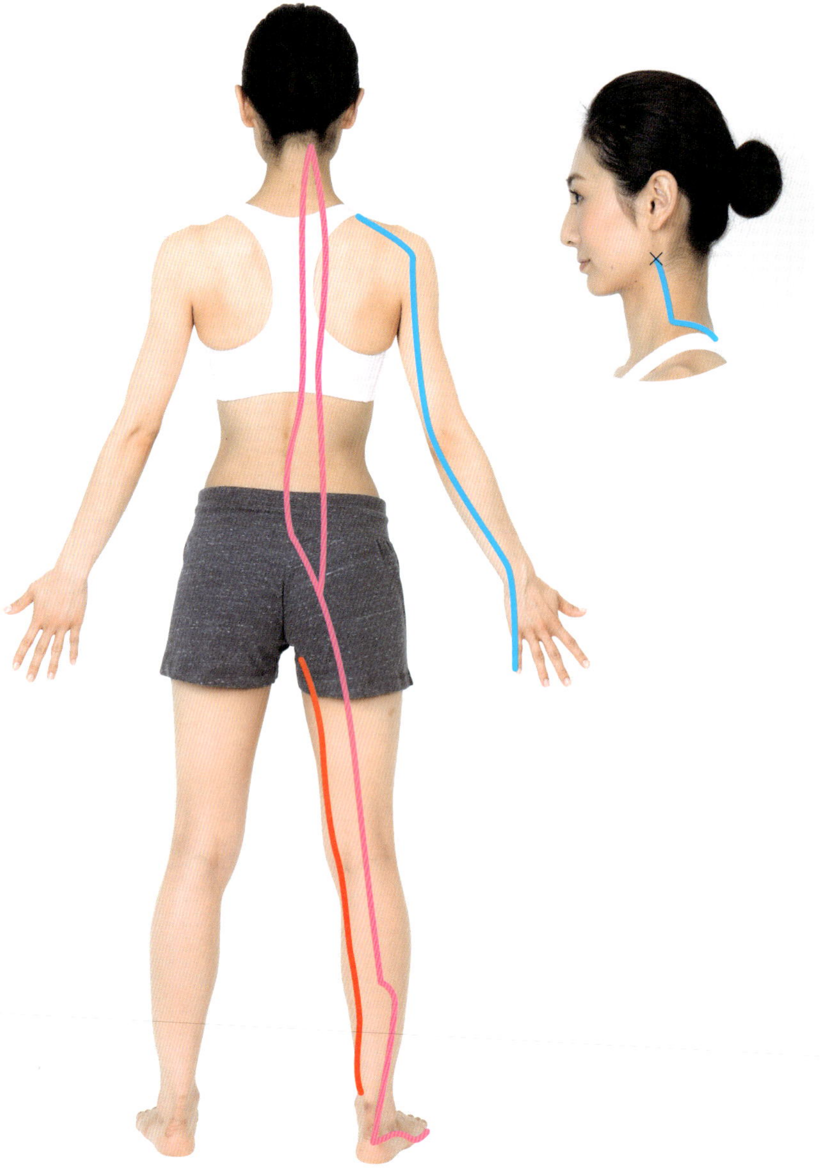

- ① 肝臓経ライン
- ② 脾臓経ライン
- ③ 腎臓系ライン
- ④ 胆のう経ライン
- ⑤ 胃経ライン
- ⑥ 膀胱経ライン
- ⑦ 小腸経ライン
- ⑧ 三焦経ライン
- ⑨ 大腸経ライン

覚えておきたい②
ライン上のやせるツボ

ツボ＆リンパマッサージは、やせるツボを押すことから始まります。ここで紹介するツボの場所をしっかり覚えておきましょう。

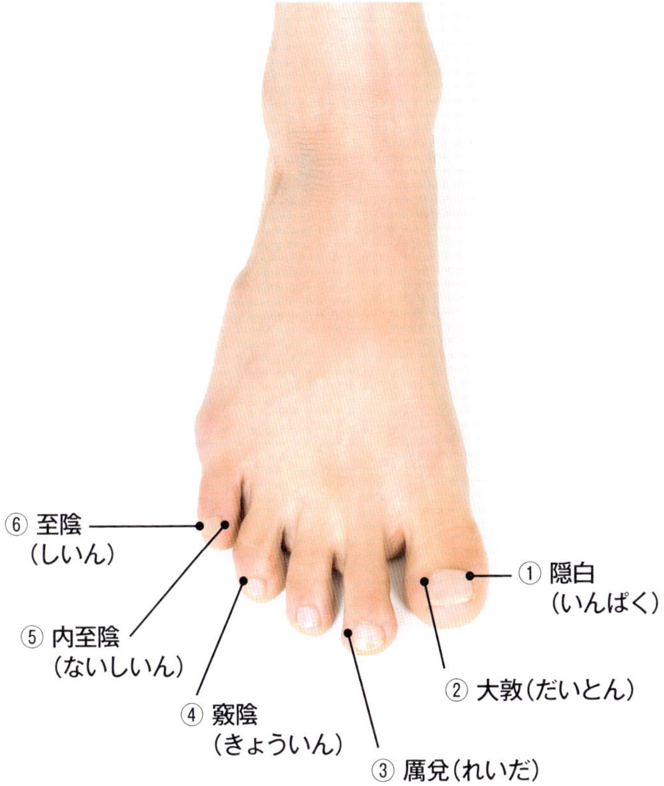

① 隠白（いんぱく）

親指の爪の生え際、外側にある。
やせる部位：内もも、前もも、わき腹、ひざ

② 大敦（だいとん）

親指の爪の生え際、人さし指側の角から外側2mmくらいのところにある。
やせる部位：内もも、わき腹、足首

③ 厲兌（れいだ）

人さし指の爪の生え際、中指側の角から外側2mmくらいのところにある。
やせる部位：前もも、下腹、上腹、ひざ、足首

④ 竅陰（きょういん）

薬指の爪の生え際、小指側の角から外側2mmくらいのところにある。
やせる部位:外もも、わき腹、ひざ、ふくらはぎ、首

⑤ 内至陰（ないしいん）

小指の爪の生え際、薬指側の角から内側2mmくらいのところにある。
やせる部位：内もも、お尻と太ももの境界部分、下腹、上腹、ふくらはぎ

⑥ 至陰（しいん）

小指の爪の生え際、外側にある。
やせる部位：後ろもも、お尻のふくらみ、お尻と太ももの境界、ひざ、ふくらはぎ、足首、下背、首

① 商陽（しょうよう）

人さし指の爪の生え際、親指側2〜3mmのところにある。
やせる部位：二の腕

② 関衝（かんしょう）

薬指の爪の生え際、小指側2〜3mmのところにある。
やせる部位：二の腕、首

③ 少沢（しょうたく）

小指の爪の生え際、外側にある。
やせる部位：二の腕、首

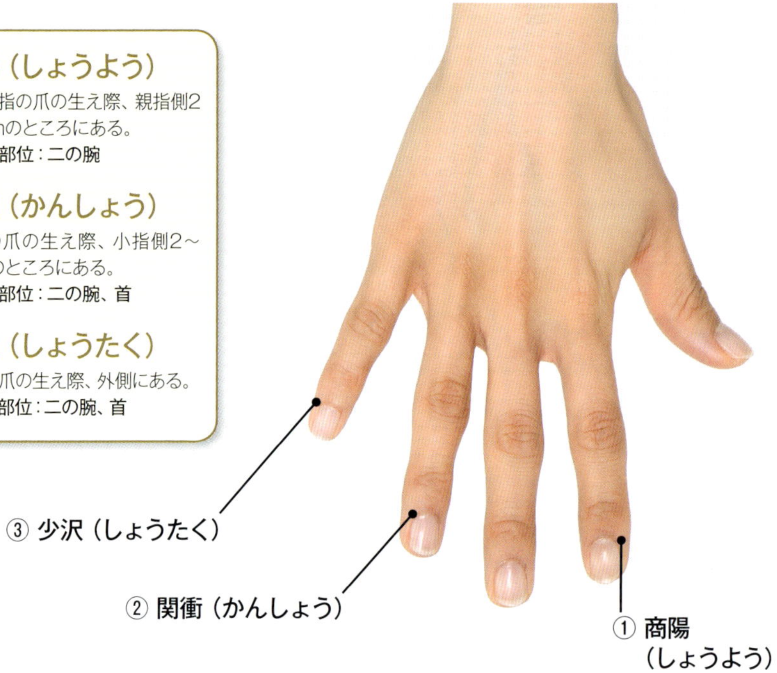

① 迎香（げいこう）

小鼻の横の位置にある。
やせる部位：二の腕

② 人迎（じんげい）

のどぼとけの中心から指2本分外側にある。
やせる部位：前もも、下腹、上腹、ひざ、足首

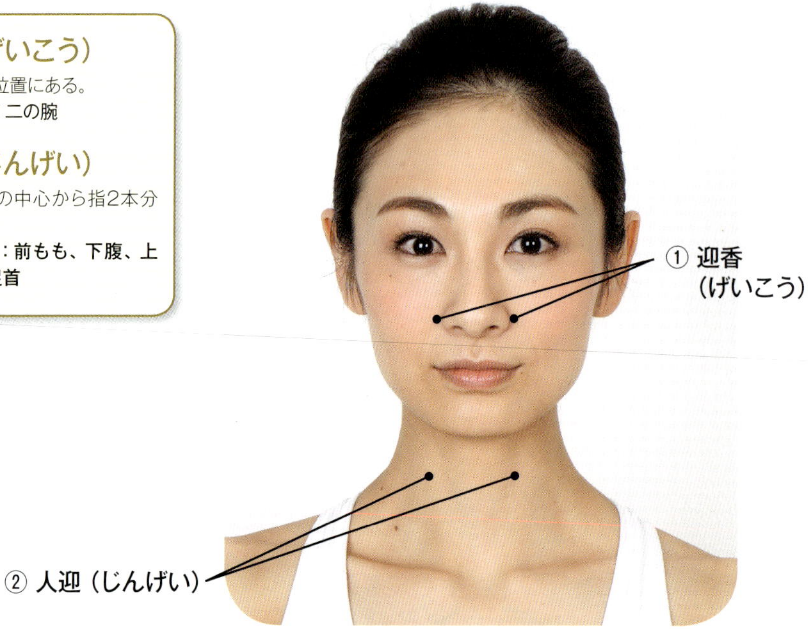

① 和髎（わりょう）

メガネをかけたときのフレームのライン上に脈を感じる部分がある。そこにツボがある。

やせる部位：二の腕、首

② 天容（てんよう）

耳の後ろの骨のふくらみ（乳様突起）から1cm下にある。

やせる部位：二の腕、首

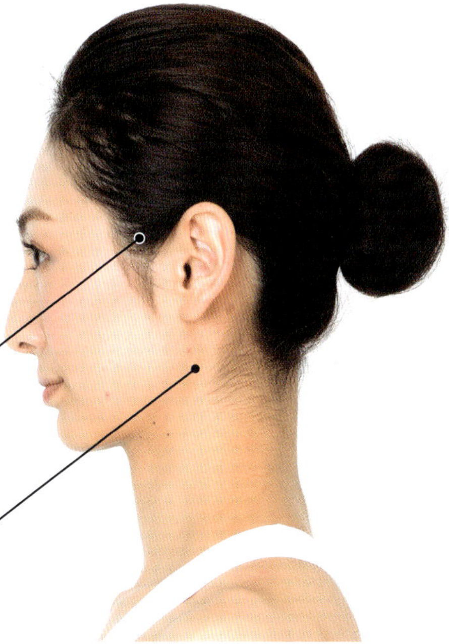

① 風池（ふうち）

耳たぶの後ろの大きな骨の下側から水平に後頭部に向かって指2本分のところにある。

やせる部位：外もも、わき腹、ひざ、ふくらはぎ、首

② 天柱（てんちゅう）

首と頭のつなぎ目の中央から左右に指1本分のところにある。

やせる部位：後ろもも、お尻のふくらみ部分、お尻と太ももの境界部分、ひざ、ふくらはぎ、足首、下背、首

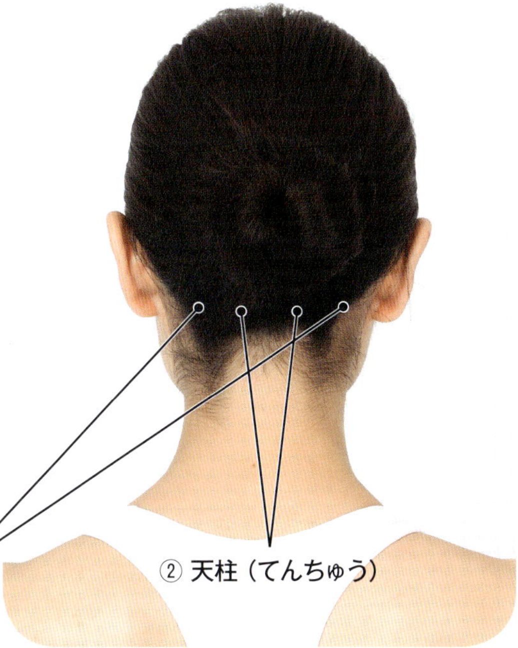

① 兪府（ゆふ）

鎖骨の下の隆起している部分の、すぐ下のくぼみにある。

やせる部位：内もも、お尻と太ももの境界部分、下腹、上腹、ふくらはぎ

② 章門（しょうもん）

下から2番目の肋骨の端にある。

やせる部位：内もも、わき腹、足首

③ 大横（だいおう）

お腹のへそのライン の、乳頭から真下におろしたところにある。

やせる部位：内もも、前もも、わき腹、ひざ

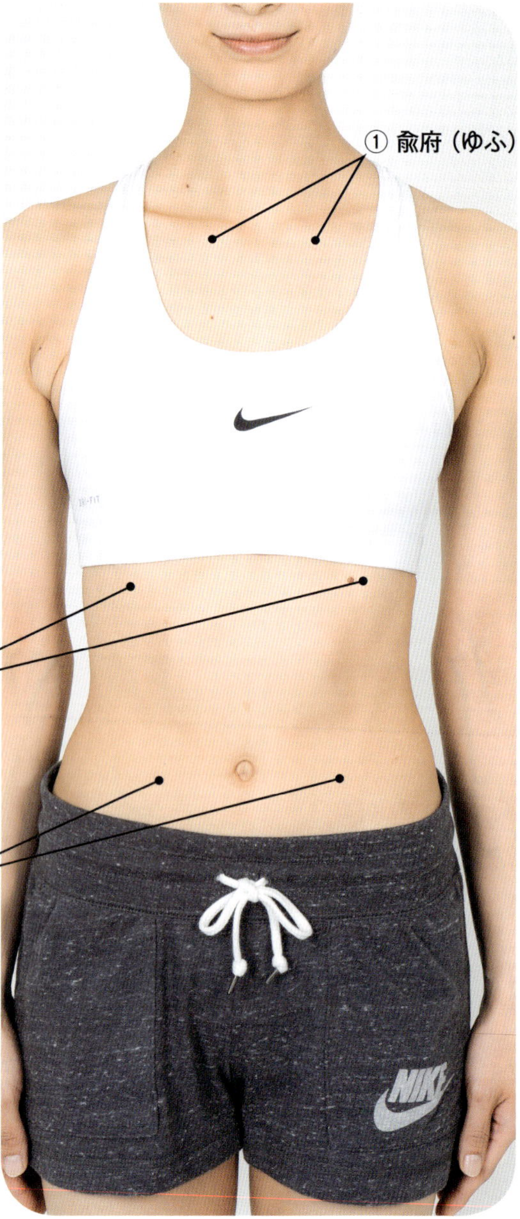

覚えておきたい③ ライン上のマッサージする筋肉

ツボ&リンパマッサージでは、やせるツボを押した後にライン上の筋肉をマッサージします。該当する筋肉の名前と場所をしっかり覚えておきましょう。

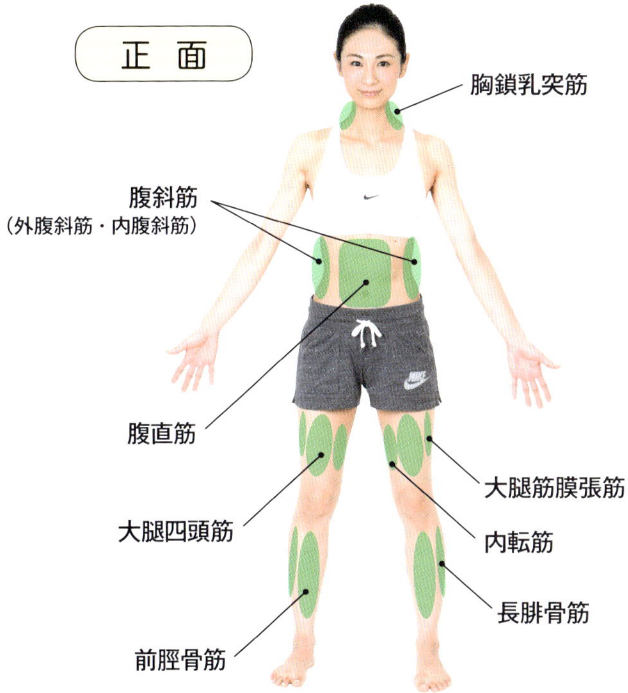

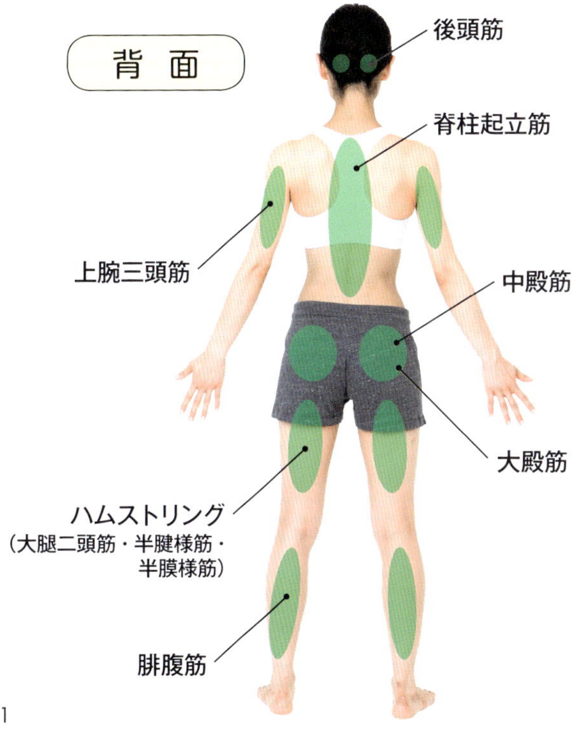

覚えておきたい④
ライン上のマッサージするリンパ節

ツボ＆リンパマッサージでは、最後にライン上のリンパ節をほぐします。該当するリンパ節の名前と場所をしっかり覚えておきましょう。

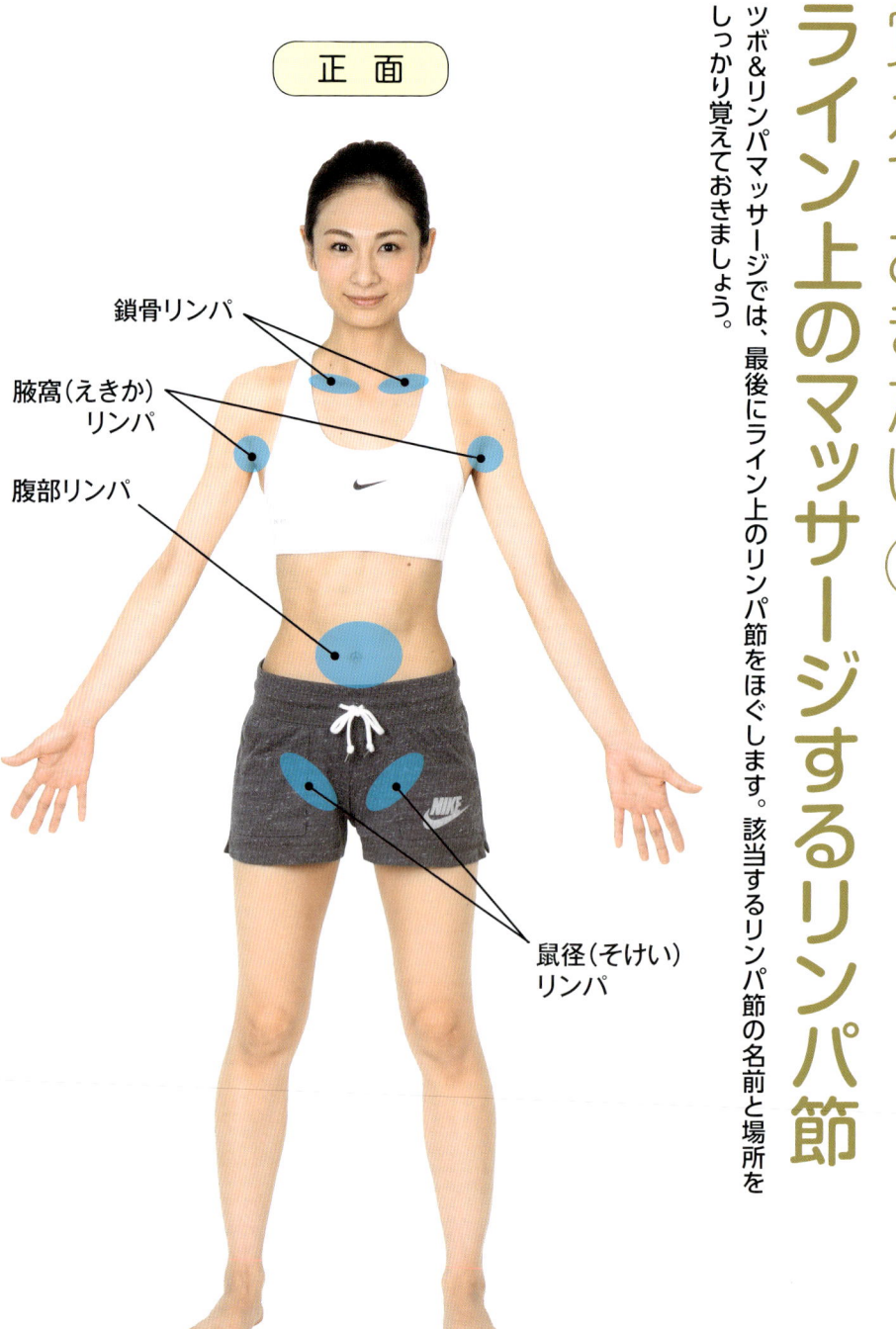

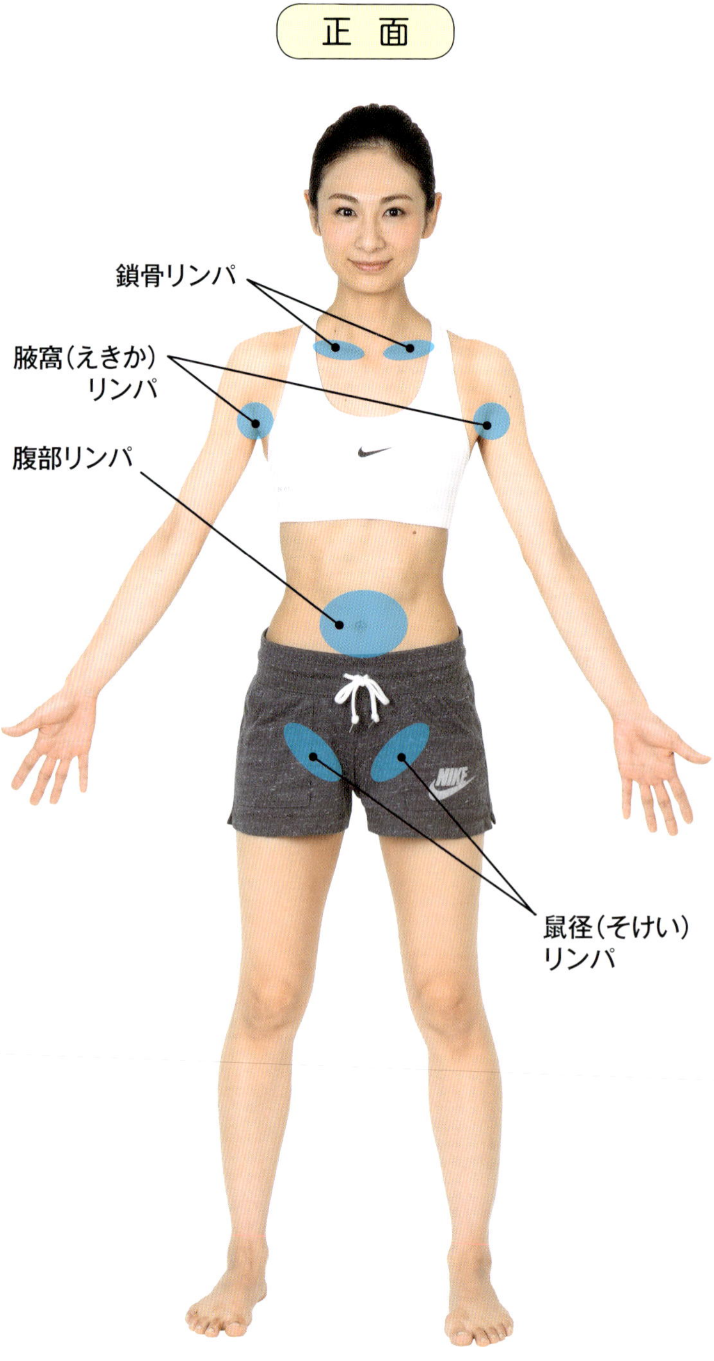

背 面

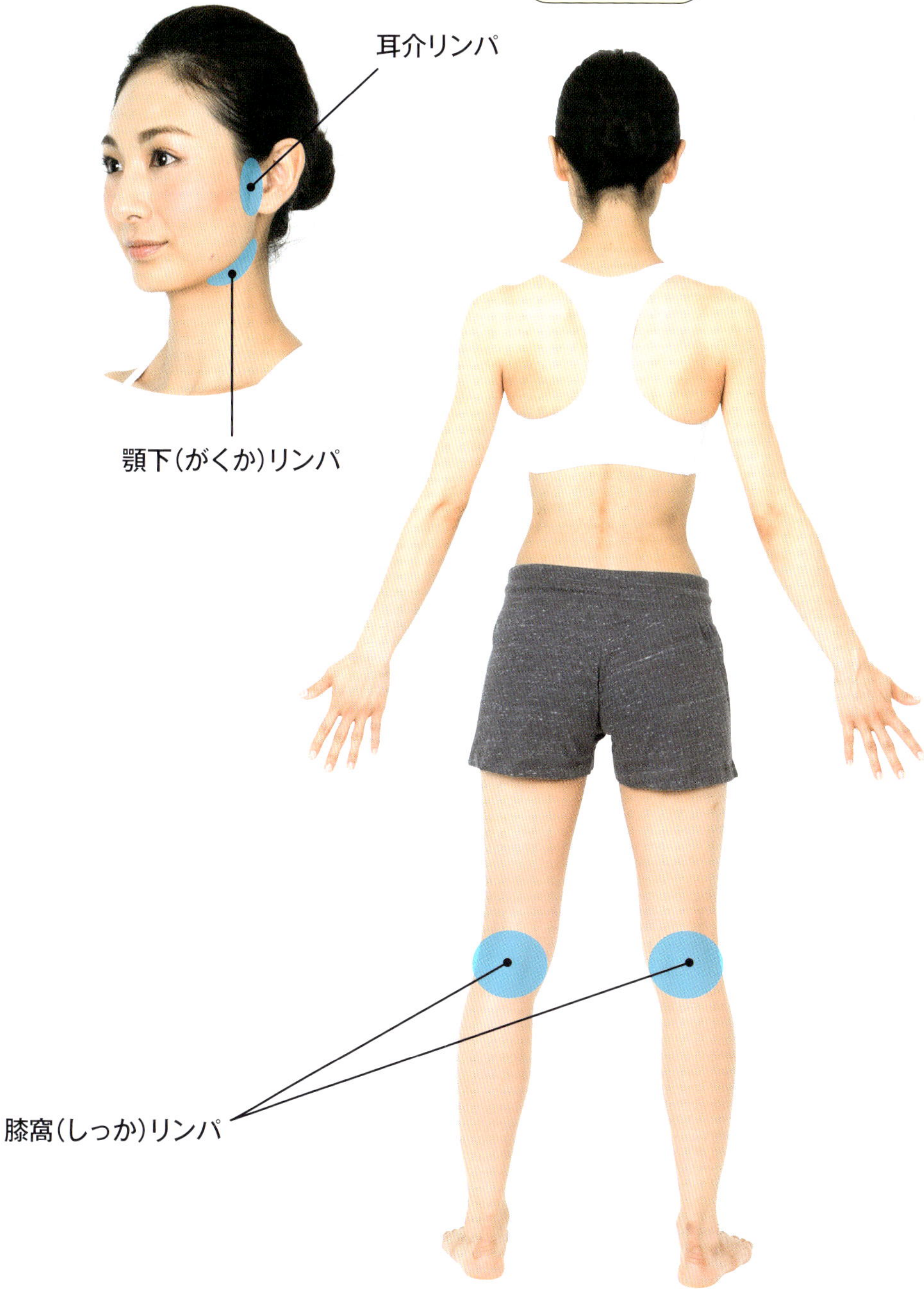

CONTENTS

はじめに …… 2

覚えておきたい①
9本のツボ&リンパマッサージライン …… 4

覚えておきたい②
ライン上のやせるツボ …… 7

覚えておきたい③
ライン上のマッサージする筋肉 …… 11

覚えておきたい④
ライン上のマッサージするリンパ節 …… 12

PART 1
ツボ&リンパマッサージでやせるわけ …… 19

まずは、自分の体のどこが太りやすいのかチェックしましょう …… 20

太りやすい体のしくみとは？ …… 24

①加齢とともに太りやすくなる体
②体が硬いと脂肪がたまりやすい
③痛みがある場所は脂肪がたまる
④なかなか落ちないセルライト
⑤効果もリスクもある食事制限
⑥ツボやリンパを刺激して代謝UP
⑦経絡とリンパでキレイにやせる
⑧血流を改善してやせるスイッチをON

東洋医学の「経絡」と「ツボ」で体の滞りを解消する …… 32

①ツボでわかる体の不調
②ツボを刺激して筋肉をやわらげ、自律神経を整える

リンパの流れをスムーズにして太りにくい体にチェンジ！ …… 36

①体中に張りめぐらされたリンパ
②リンパ節をほぐすと浄化機能と免疫機能が高まる

ツボ&リンパを刺激すると太りやすい人ほどやせる …… 40
マッサージ効果を高める7つのコツ …… 42

PART 2

ツボ&リンパマッサージのやり方 …… 45

ツボ&リンパマッサージの手順 …… 46
STEP 1 始まりのツボを圧する …… 47
STEP 2 終わりのツボを圧する …… 49
STEP 3 ライン上の筋肉をマッサージする …… 51
STEP 4 ライン上のリンパ節をほぐす …… 53
やせたい部位別にある各ライン …… 54

PART 3

太ももとお尻 …… 59

内もも① …… 60
内もも② …… 62
内もも③ …… 64
前もも① …… 66
前もも② …… 68
外もも …… 70
後ろもも …… 72
お尻のふくらみ部分 …… 74
お尻と太ももの境界部分① …… 76
お尻と太ももの境界部分② …… 78

リンパ節をほぐしてスッキリ①
前ももと内もも …… 80

PART 4
お腹 …… 81

下腹① …… 82
下腹② …… 84
上腹① …… 86
上腹② …… 88
わき腹① …… 90
わき腹② …… 92
わき腹③ …… 94

リンパ節をほぐしてスッキリ②
お腹と腰まわり …… 96

PART 5
ひざ下 …… 97

ひざ① …… 98
ひざ② …… 100
ひざ③ …… 102
ひざ④ …… 104
ふくらはぎ① …… 106
ふくらはぎ② …… 108
ふくらはぎ③ …… 110
足首① …… 112
足首② …… 114
足首③ …… 116

リンパ節をほぐしてスッキリ③
ひざから下 …… 118

PART 6
上半身 …… 119

二の腕① …… 120
二の腕② …… 122
二の腕③ …… 124
下背 …… 126
フェイスライン …… 128
首① …… 130
首② …… 132
首③ …… 134
首④ …… 136

リンパ節をほぐしてスッキリ④
上腕 …… 138
リンパ節をほぐしてスッキリ⑤
肩まわり …… 139
リンパ節をほぐしてスッキリ⑥
あごと首① …… 140
リンパ節をほぐしてスッキリ⑦
あごと首② …… 141
おわりに …… 142

本書の見方

① こんな人におすすめ！
各部位で特徴的な気になるポイントをまとめてあります。該当する項目があったら早速ツボ&リンパマッサージを始めましょう。

② 始まりのツボ
ツボ&リンパマッサージで最初に圧するツボの位置の探し方と、やせる効果以外にあるツボの効能を紹介します。

⑤ 始まりのツボ押し
始まりのツボの押し方を紹介します。ツボによって押し方の強弱があるので注意してください。

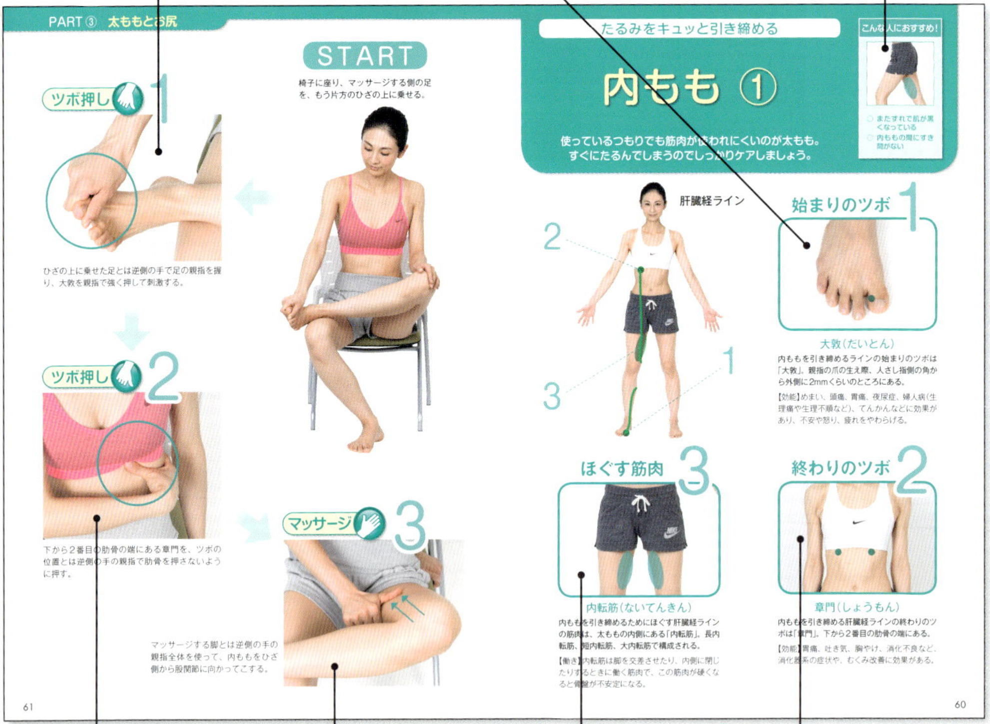
たるみをキュッと引き締める

内もも ①

使っているつもりでも筋肉が使われにくいのが太もも。
すぐにたるんでしまうのでしっかりケアしましょう。

こんな人におすすめ！
- またずれで肌が黒くなっている
- 内ももの間にすき間がない

肝臓経ライン

始まりのツボ 1

大敦（だいとん）
内ももを引き締めるラインの始まりのツボは「大敦」。親指の爪の生え際、人さし指側の角から外側に2mmくらいのところにある。
【効能】めまい、頭痛、胃痛、夜尿症、婦人病（生理痛や生理不順など）、てんかんなどに効果があり、不安や怒り、疲れをやわらげる。

終わりのツボ 2

章門（しょうもん）
内ももを引き締める肝臓経ラインの終わりのツボは「章門」。下から2番目の肋骨の端にある。
【効能】胃痛、吐き気、胸やけ、消化不良など、消化器系の症状や、むくみ改善に効果がある。

ほぐす筋肉 3

内転筋（ないてんきん）
内ももを引き締めるためにほぐす肝臓経ラインの筋肉は、太ももの内側にある「内転筋」。長内転筋、短内転筋、大内転筋で構成される。
【働き】内転筋は脚を交差させたり、内側に閉じたりするときに働く筋肉で、この筋肉が硬くなると骨盤が不安定になる。

60

PART ③ 太ももとお尻

START
椅子に座り、マッサージする側の足を、もう片方のひざの上に乗せる。

ツボ押し 1
ひざの上に乗せた足とは逆側の手で足の親指を握り、大敦を親指で強く押して刺激する。

ツボ押し 2
下から2番目の肋骨の端にある章門を、ツボの位置とは逆側の手の親指で肋骨を押さないように押す。

マッサージ 3
マッサージする脚とは逆側の手の親指全体を使って、内ももをひざ側から股関節に向かってこする。

61

③ 終わりのツボ
ツボ&リンパマッサージで2番目に圧するツボの位置の探し方と、やせる効果以外にあるツボの効能を紹介します。

④ ほぐす筋肉
ツボ&リンパマッサージの仕上げになるマッサージする筋肉の場所と、筋肉の働きを紹介します。

⑥ 終わりのツボ押し
終わりのツボの押し方を紹介します。ツボによって押し方の強弱があるので注意してください。

⑦ 筋肉マッサージ
どこを、どのようにマッサージするのか紹介します。

PART 1

ツボ&リンパマッサージでやせるわけ

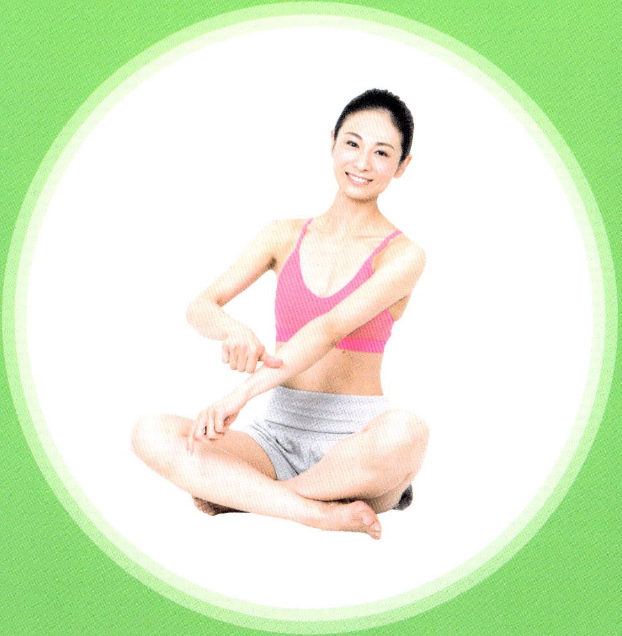

やせるには食事を制限する、運動する、そして代謝を高めるという3つの方法があります。代謝を高めることでやせるのがツボ&リンパマッサージ。しかも、ツボ&リンパマッサージならお肌を若々しく維持しながらやせることができます。

まずは、自分の体のどこが太りやすいのかチェックしましょう

Check 1

脚を前後に大きく開き、両ひざを伸ばして両かかとを床に着けたまま、上体を倒します。両腕は真っすぐ伸ばし、前脚のひざが曲がらないように注意しましょう。

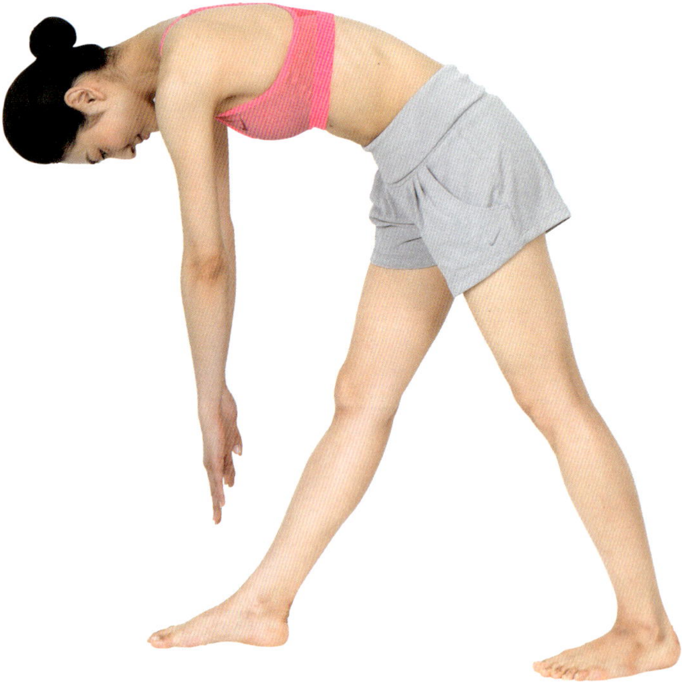

チェックポイント　両手の指先はどこまで届きましたか？　足まで届きましたか？　床に着きましたか？

評　価　両手が足まで届かなかった人は、ふくらはぎから太ももの裏側、背中といった体の後ろ側が太りやすい状態にあります。

Check 2

立った状態から左足を曲げて両手でつかみ、体重を前に傾けながらお尻に向かって引き上げます。左ひざが、右足より後ろの位置にくるまで引き上げましょう。両脚行います。

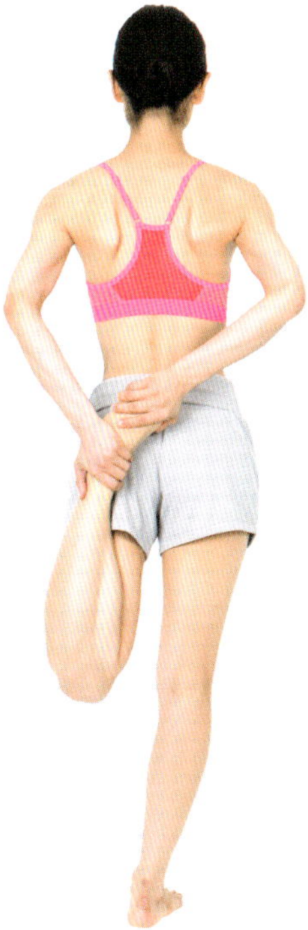

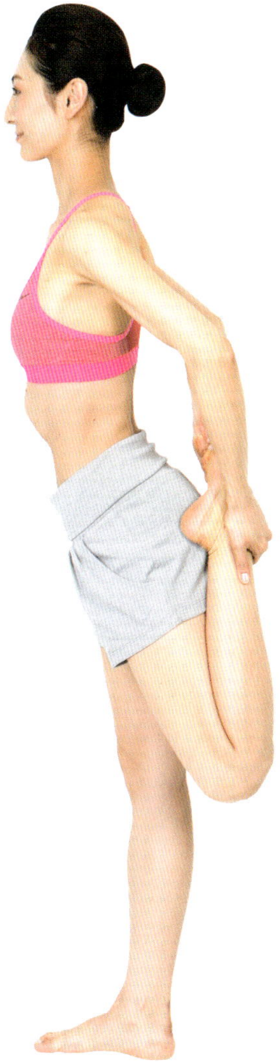

チェックポイント
バランスよく立てましたか？　太ももの前部側に突っ張り感や引っかかりはありませんか？

評価
太ももの前部側が硬い人は、足首、ひざまわり、前もも、お腹など体の表側が太りやすい状態にあります。

Check 3

椅子の横に立ち、ひざを伸ばしたまま右足を椅子に乗せ、右手を右腰に当てて、上体を横に倒します。両脚行ないます。

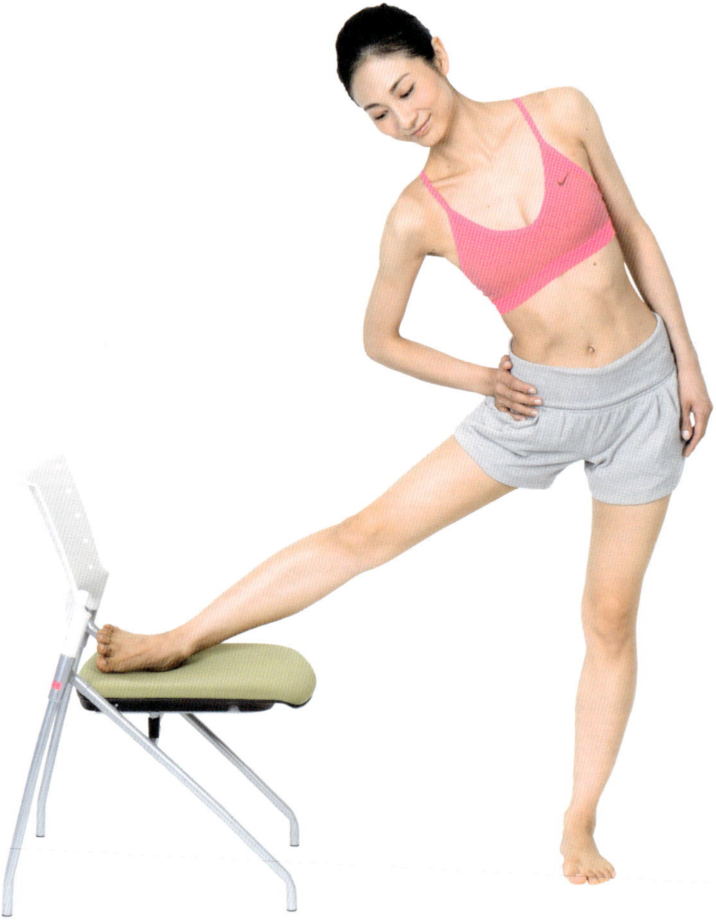

チェックポイント

どこまで横に倒せますか？
太ももの内側に突っ張り感や引っかかりはありませんか？

評価

ほとんど倒せない人や太ももの内側が硬い人は、内ももや外もも、わき腹など体の側面が太りやすい状態にあります。

Check 4

右ひじを曲げて肩の高さまで上げ、左手で右ひじを下に押し込みます。背中の後ろに伸ばした手は右肩に触れるようにしましょう。両腕行ないます。

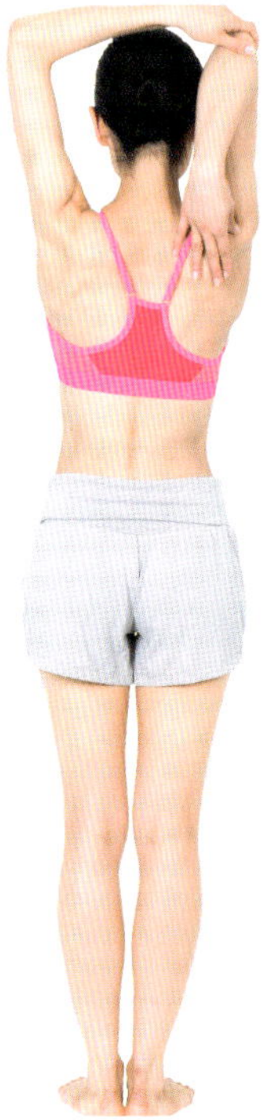

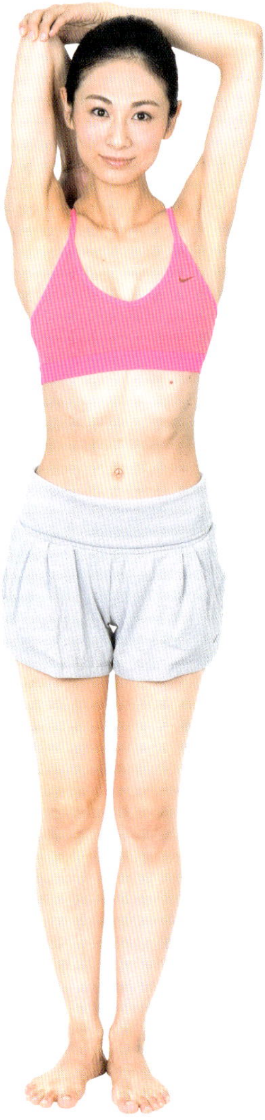

チェックポイント

腕の外側にある筋肉に突っ張り感や引っかかりはありませんか？
しっかり伸びていますか？

評　価

突っ張りや引っかかりがある人は、肩から二の腕あたりが太りやすい状態にあります。

太りやすい体のしくみとは？

① 加齢とともに太りやすくなる体

基礎代謝のピークは10代

太るのは、「体に取り込まれたエネルギー量（飲食による摂取）」より「体が消費したエネルギー量」が少ないからです。たくさん食べて運動しなければ、個人差はありますが、誰でも脂肪が蓄積されていきます。ところが、30代、40代になってくると、食べる量は変わらないのにお腹まわりに脂肪がついてきたり、体がたるんできたりします。それは、加齢とともに基礎代謝が落ちるからです。基礎代謝とは、生きているだけで消費するエネルギーのことで、そのエネルギー消費量は全エネルギー消費量の約6割を占めています。

基礎代謝のピークは、男性は10代後半、女性は10代前半。つまり、20代を迎えると、徐々にですが基礎代謝は下降線をたどることになります。さらに20代後半から30代になると、基礎代謝を支える筋肉が徐々につきにくくなり、筋肉量も少しずつ減ってきます。筋肉量が減ると、同じ運動をしたとしても消費するエネルギー量は減少します。

食生活を変えずに何もしなければ、加齢とともに誰でも太りやすくなる。これが人の体なのです。

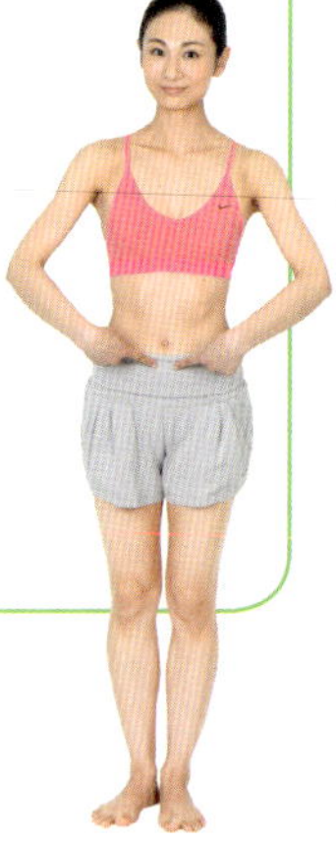

② 体が硬いと脂肪がたまりやすい

血液循環が悪くなると代謝が低下する

　消費エネルギーが減るのは、筋肉の量が減ることだけが原因ではありません。20ページ以降のチェックポイントはいかがでしたか？　自分の体がずいぶん硬くなっていることに気づいた方もいるのではないでしょうか。じつは、その硬い体も太りやすい体をつくる理由のひとつです。

　というのは、体が硬くなると血液の循環が悪くなるからです。血流が悪くなると代謝というエネルギーを消費する活動のために必要な酸素や栄養素が体のすみずみに不足しがちになります。さらに代謝を妨げる老廃物を体の外に運び出すことができず体内にため込んでしまうことになります。

　大きな病気をしていない人は、血液の循環を意識することはないと思いますが、筋肉が硬くなっているということは、それだけ血の巡りは悪くなっています。なぜかというと、血流をスムーズにするサポート役を担っているのが筋肉だからです。

　必要な酸素や栄養素を全身に行き渡らせるための起点となるのは心臓ですが、細部にまで届けるには血管を圧迫したり緩めたりするポンプ機能が必要です。その役割を担当するのが筋肉です。ふくらはぎが「第2の心臓」と呼ばれるのは、下半身に流れてきた血液を上半身に戻す大きな役割があるからなのです。

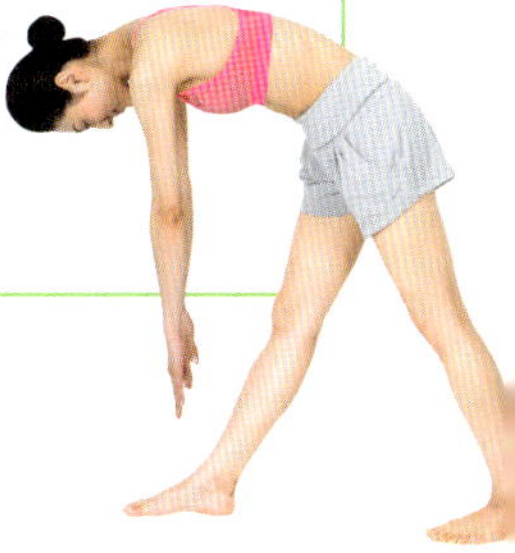

③ 痛みがある場所は脂肪がたまる

ケガをした所は血流が滞りやすくなる

「痛み」も血液の流れが悪くなる理由のひとつです。痛みがある場所は、血流が滞っている可能性があります。しかも、痛みを避けるために動かさないでいると、さらに血液循環が悪くなります。

筋肉が心臓の働きをサポートする話をしましたが、具体的には筋肉が収縮するときに血管を圧迫して血液を押し出す役割をしています。ポンプのような働きです。動かさずにいるとポンプ作用が起きず、酸素や栄養素が運び込まれないだけでなく、老廃物や余分な水分が滞ってしまいます。そうなると、体に異常が起きてしまいます。

例えば、デスクワークで長時間椅子に座って作業をしていると、足がむくんでくることがあります。飛行機に乗って、そういう経験をされた方もいるかもしれません。これは、ふくらはぎの動きが少ないことが大きな要因と考えられます。寝ているときにふくらはぎがつる人も、血液循環が悪くなることが原因のひとつです。

デスクワークで肩がこる人も、同じように肩まわりの筋肉を動かさないことで血液の循環が悪くなることが理由のひとつです。

みなさんは過去に大きなケガをされたことはありますか？　もしそうだとしたら、ケガが回復した後に意識して動かすようにしてみましょう。

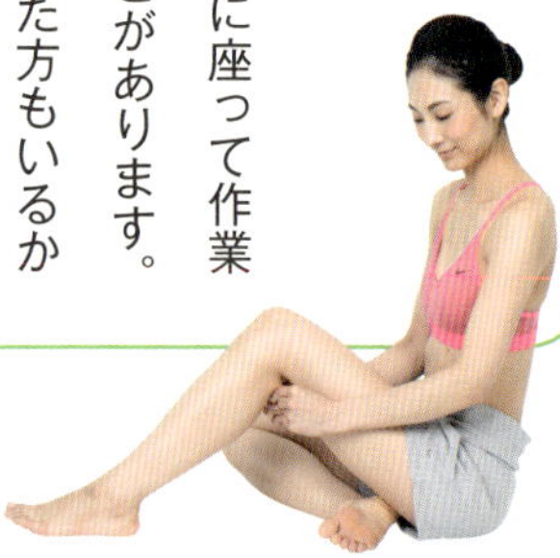

④ なかなか落ちないセルライト

脂肪と老廃物のかたまり

みなさんは「セルライト」という言葉を聞いたことがありますか？　セルライトは、代謝が悪くなることで体に起こる現象です。

耳慣れないなら、自分の太ももを両手でつかんでタオルのようにしぼってみてください。皮膚の表面に変化は起きませんでしたか？　皮膚の表面がぼこぼこしていたら、それはまさにセルライトです。ひねる前にすでに表面がぼこぼこだとしたら、それはかなり重症だと認識してください。

ぼこぼこの皮膚の奥側で何が起きているかというと、皮膚の下にある脂肪細胞に老廃物や余分な水分がくっついてひとかたまりになっているのです。このセルライトが増え過ぎると、皮膚の下でセルライト同士がひしめきあって、周囲の組織を圧迫するようになります。

そうなると、脂肪組織のまわりを流れる血液の循環が悪くなり、さらに脂肪が蓄積されやすくなります。皮膚の表面がぼこぼこしてしまうのは、セルライトのかたまりなのです。そのぼこぼこした肌がオレンジの皮に似ていることから、「オレンジピールスキン」と呼ばれることもあります。こうなると脂肪を燃焼させるのに時間がかかるため、やせるのが難しくなります。

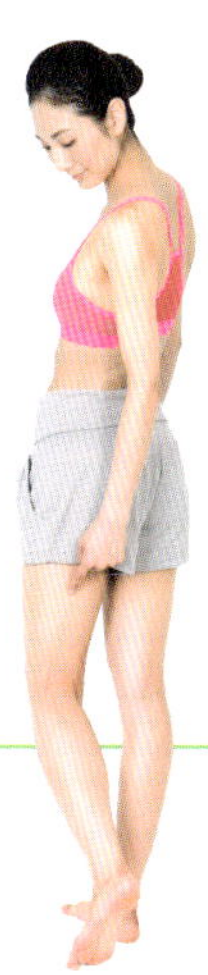

⑤ 効果もリスクもある食事制限

まずは食生活の改善から

太るのは、体に摂り込むエネルギー量より、消費するエネルギーの量が少ないからです。だとしたら、太らないための戦略は単純です。それは摂り込む量を減らすか、消費量を増やすか。

摂り込む量を減らすには、食事の量を減らせばいいのです。ダイエット後の体調を考えなければ、食事制限ほどすぐにやせられる方法はありません。もともと食べ過ぎている人が、間食を摂らなくしたり、ご飯の量を減らしたりするのは、それほど無理なくできることだと思います。

しかし、急激にやせようと無理に食事制限をするのは体を壊すことになりかねません。生きていくために最低限必要なエネルギーを摂りながら一気にやせるには、しっかり栄養管理できる人がいないと現実的には難しいところがあります。また、やせたい一心で無理な食事制限をすると、一時はやせることができても、リバウンドで結果的に元の体に戻ることになります。

さらにいうと、無理な食事制限は筋肉の量を減らすことにもつながります。体にエネルギーが摂り込まれないと、体は生きていくためのエネルギー源として筋肉を分解して使ってしまうからです。筋肉量が減ると代謝が落ちて、結果的に太りやすい体をつくることになってしまいます。

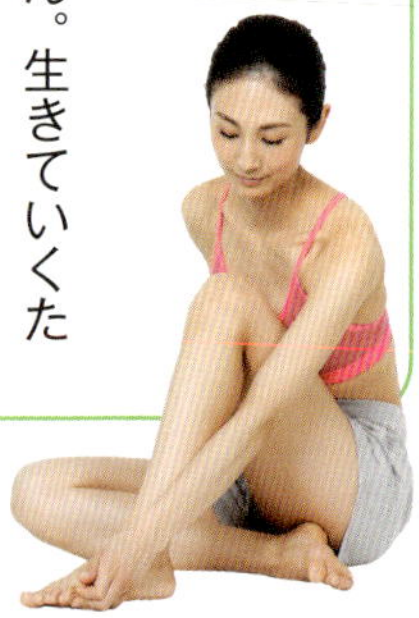

⑥ ツボやリンパを刺激して代謝UP

時間の割には効果が低い有酸素運動

毎日の食生活は変わらないのに、「なんとなく脂肪が増えてきた」という人は、消費するエネルギー量を増やす方が、健康的にやせられると思います。

そこですぐに思い浮かぶのがジョギングやウオーキング、エアロビクスなどの有酸素運動です。やせるためにウエアをそろえて公園を走ったり、スポーツジムに通われている人も多いのではないでしょうか。有酸素運動を生活に取り入れるのは間違った選択ではありません。有酸素運動なら、脂肪を燃焼できるからです。しかし、たしかに脂肪を燃焼することはできますが、効率的かと問われると時間がかかる割には、思っているほど脂肪を燃焼できるわけではありません。

ウオーキング1時間でお茶碗たった1杯分。これなら夕食のご飯をがまんした方がいいと考える人もいると思います。

もっと効果的にやせる方法はないのか……。それを考えたときに挙げられるのが、日々の代謝を高めることです。そして、その方法のひとつが多くのエネルギーを消費する筋肉の量を増やすこと、そしてもうひとつが代謝が悪くなっている部分を解消することです。ツボ&リンパマッサージでは、ツボ、リンパ、筋肉を刺激して代謝を改善します。

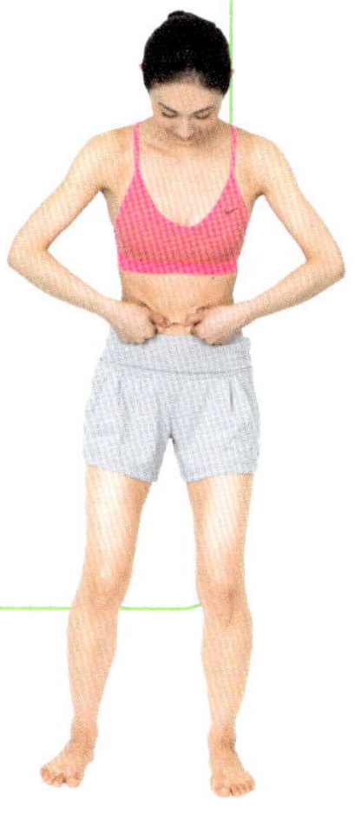

⑦ 経絡とリンパでキレイにやせる

お肌を維持してきれいにやせる

食生活を改める、運動を生活に取り入れる。どちらも正しいダイエット方法です。ただし、共通するデメリットがあります。それは、しわができやすい、お肉がたれやすい可能性があることです。どちらも結果を求めて過激なダイエットに取り組むと、お肌の状態を維持しながら若々しくやせることが難しくなる可能性があるのです。

というのは、食事制限や運動はエネルギー量の増減はできますが、血液の循環をよくすることは難しいからです。体のすみずみまで酸素や栄養素をくまなく届け、老廃物を取り除くことで細胞を活性化させ、同時に免疫力も高めながら、エネルギー量を調節する。これが、しわやたるみを防ぎながら美しくやせる方法です。

そこで注目するのが、経絡とリンパです。

経絡とは東洋医学の考えに基づくもので、気と血が流れる通路のことです。そしてリンパは西洋医学の考えに基づくもので、体内にある老廃物や余分な水分を浄化したり、体外に排出するための体のしくみです。いずれも体中に張りめぐらされていて、どこかが滞ると体の不調が起こります。逆に、気や血、老廃物などがスムーズに流れる状態を維持することができると、代謝や免疫力を高めることができます。

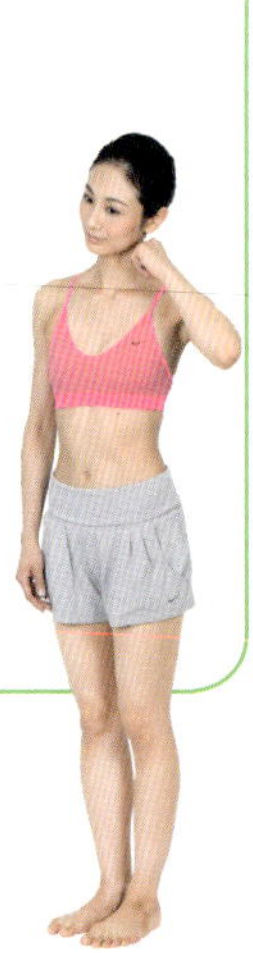

⑧ 血流を改善してやせるスイッチをON

循環機能を支える筋肉

ツボ&リンパマッサージでターゲットにするのは、先ほどの経絡とリンパに加えて筋肉です。筋肉は体全体に酸素や栄養素を届けるために重要な役割を担っていると述べましたが、とくに各部位にある大きな筋肉は、それぞれにポンプ機能としての大きな力を発揮しています。

血液循環をよくするには経絡、リンパを良好な状態に維持することも大切ですが、血流をサポートする大きな筋肉を健康な状態に維持することも重要になります。

どれかがかけても血流が悪くなり、すぐに太りやすい体になってしまいます。20ページ以降のチェックポイントで硬くなっていたり、突っ張り感があった人は、その部分の血流が悪くなっているということです。例えば、それがお腹まわりだとしたら、すでに脂肪がつき始めているか、太りやすい状態になっています。

筋肉の状態をよくする方法としては、硬くなった筋肉に柔軟性を取り戻してあげるストレッチという方法もありますが、ツボ&リンパマッサージでは、ツボやリンパを刺激しながら筋肉をマッサージすることで筋肉をほぐしていきます。ツボやリンパの刺激と併せることで、筋肉もより早く良好な状態にすることが可能になります。

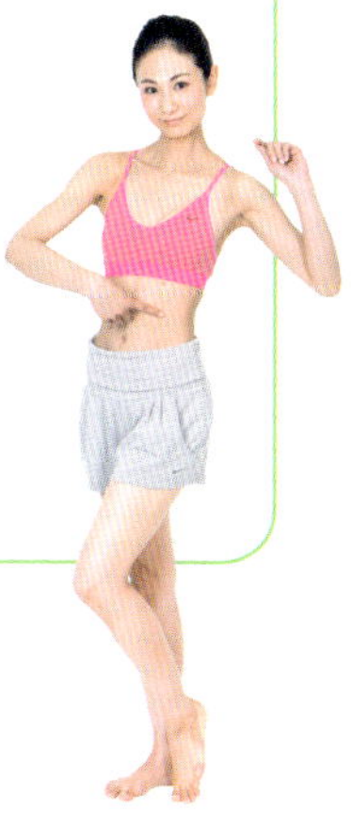

東洋医学の「経絡」と「ツボ」で体の滞りを解消する

① ツボでわかる体の不調

経絡は体の組織をつなぐ連絡網

先に述べたように、代謝を高めるために必要なことは、経絡、リンパ、筋肉を良好な状態に維持することです。ではまず最初に「経絡」について解説することにしましょう。

経絡とは、東洋医学の考え方で、気や血が流れる通路のことをいいます。経絡は体のすみずみまで張りめぐらされていて皮膚から筋肉、内臓をつなぐ連絡網になっています。そして連絡網は、五臓（心臓、肺、脾臓、肝臓、腎臓）と六腑（胆のう、胃、小腸、大腸、膀胱、三焦）につながるそれぞれのラインで形成されています。ツボ＆リンパマッサージは、このラインの中から太りやすい部位と関連が深い9つのラインを、ツボ＆リンパマッサージ用にアレンジして使うマッサージです。

健康な状態のときは、この経絡を気や血がスムーズに流れていますが、滞りが発生すると、経絡につながる臓器に不調が生じることになります。逆に臓器に不調が起きると、経絡上に異変が起きることになります。東洋医学が直接、手を触れられない臓器の状態を改善できるのは、各臓器につながる経絡という考えに基づいているからです。

ツボは経絡上の反応点

しかし、例えば胃につながる経絡だからといって、ライン上のどこを刺激しても効果があるわけではありません。経絡上には、臓器に刺激が伝わりやすい場所があります。それが「ツボ」です。

ツボは臓器に刺激を与えられる場所であるとともに、関連する臓器や筋肉、神経などにトラブルが発生しているときには、押すと痛みを感じることがあります。また、それに関連した経絡のライン上にもこりや張りが現れることがあります。治療のポイントであるツボは、体の不調を訴える反応点でもあるのです。

ツボは全身に点在していて、その数は３００以上ともいわれます。世界保健機関（ＷＨＯ）では３６１のツボの名称と位置を統一しています。もちろん覚えるツボは、必要なものを正確に覚えておけば十分です。

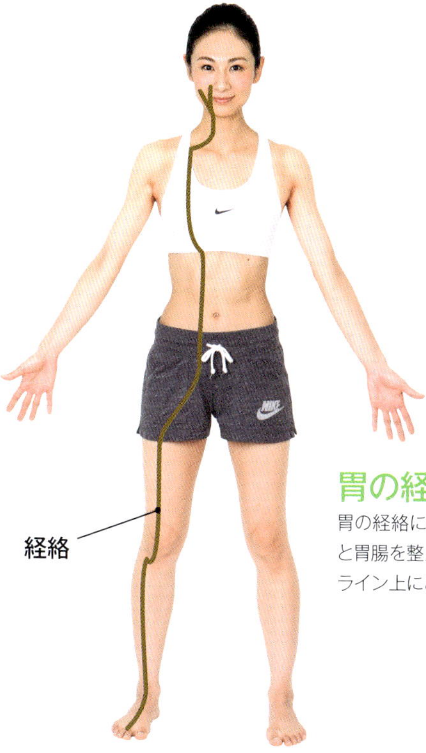

胃の経絡を刺激すると

胃の経絡には複数のツボがあります。これらのツボを刺激すると胃腸を整えることができます。逆に胃腸の働きが悪くなると、ライン上にこりや張りを感じることがあります。

② ツボを刺激して筋肉をやわらげ、自律神経を整える

筋肉のつなぎ目に多いツボ

ツボを刺激するとどんなことが起きるのかというと、まずひとつは、ツボの下にある筋肉や神経の緊張がほぐれます。なぜ、そのようなことが起こるのかというと、ツボの多くは筋肉のつなぎ目や神経が集中しているところにあるからです。緊張がほぐれると血流がよくなり、痛みの原因となっている物質や疲労物質が流されて、痛みやこりをやわらげてくれるのです。

例えば、筋肉内の血流が悪くなることで起こる肩こりは、ツボを刺激することで血流を改善すれば、こりや痛みがなくなります。痛みがなくなることで、さらに動かせるようになるので、筋肉がほぐれて健康な状態を維持できるようになります。足のむくみも同様にツボを刺激するだけで、あっという間に改善することがあります。

ツボの刺激は脳に直結する

もうひとつは、「胃腸に効くツボ」「風邪を引いたときに効くツボ」などといわれるように、ツボを刺激することで関連する臓器の不調を解消することができます。

そのメカニズムは、自律神経と深い関連があることがわかってきました。

自律神経とは、自分の意思や意識で働かせることができない神経で、呼吸や血液循環、体温や血圧のコントロール、ホルモンの分泌などを司っています。人間が意識しなくても呼吸したり、体温を一定に維持できるのは、自律神経が働いてくれているからなのです。

臓器が活性化するまでの流れは、まずツボを刺激すると、その下にある神経が反応して脊髄にある中枢神経から脳に伝わり、自律神経をコントロールしている部位を刺激します。そうすると、脳から指令が出て、ツボと関連する臓器を刺激し、血流やさまざまな分泌状態などが改善されて臓器の機能が活性化します。

また、ツボの刺激は同じ経絡のラインに沿ってさまざまなところに作用してくれます。

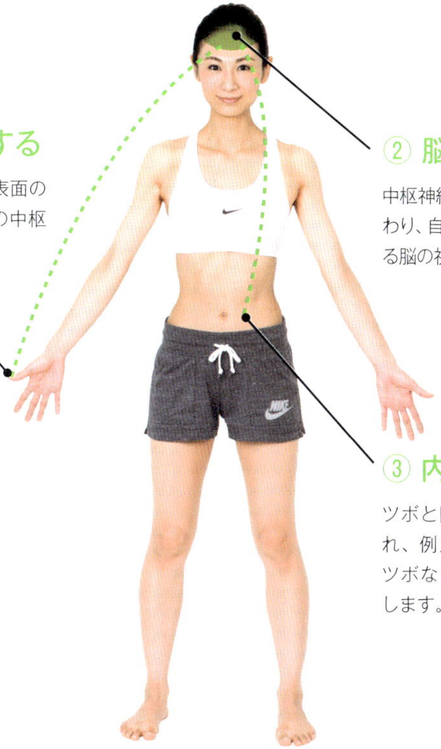

① ツボを刺激する

ツボを刺激すると体の表面の神経に作用し、その先の中枢神経にも伝わります。

② 脳を刺激する

中枢神経に届いた刺激は脳に伝わり、自律神経をコントロールする脳の視床下部を刺激します。

③ 内臓を刺激する

ツボと関連する内臓が刺激され、例えば胃腸に効果のあるツボなら、胃腸の働きが改善します。

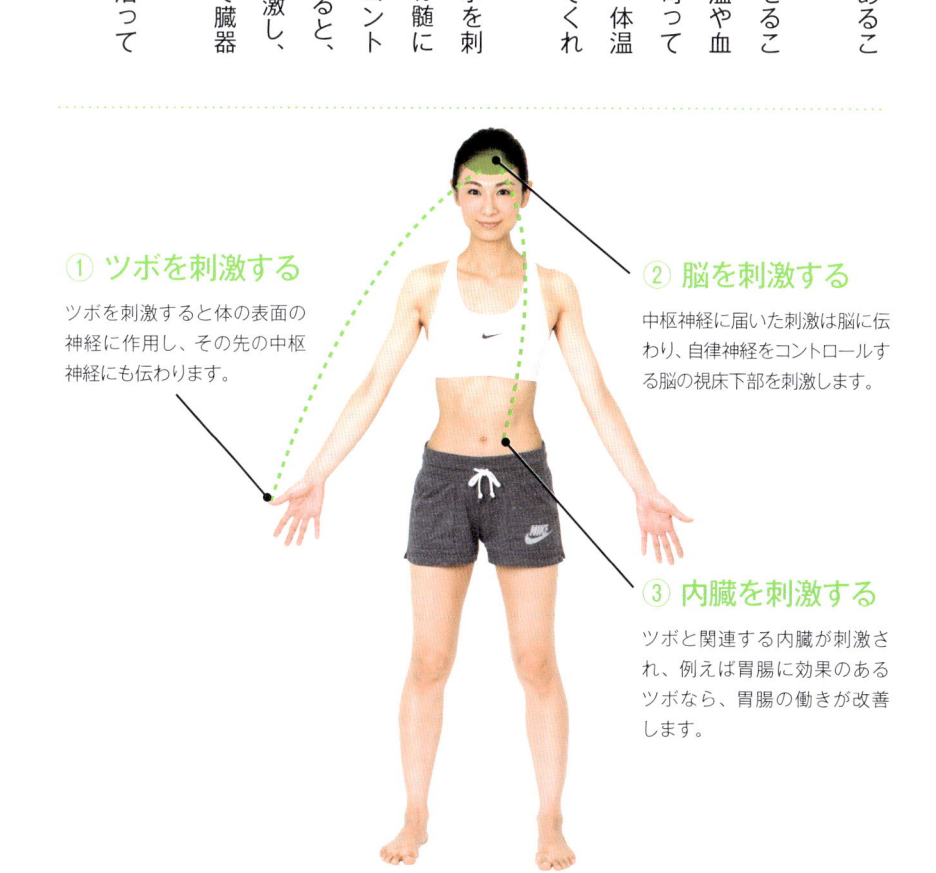

「リンパ」の流れをスムーズにして太りにくい体にチェンジ!

① 体中に張りめぐらされたリンパ

リンパは体内の下水道

次に「リンパ」について解説することにしましょう。

経絡は東洋医学に基づいていましたが、リンパは西洋医学に基づくものです。一般的にリンパとはリンパ管と、その中を流れるリンパ液を指します。リンパ管は静脈に沿って体中に張りめぐらされていて、リンパ液は毛細血管からしみ出した無色透明の体液です。

このリンパには、大きく2つの役割があります。1つは血液中や細胞内にある余分な水分や疲労物質、毒素などの老廃物を回収し運ぶことです。同じように老廃物を運搬する静脈ではまかないきれない、体にとって不要なものを回収するのがリンパなのです。体内システムにおける下水道と言ってもいいと思います。

リンパはウイルスを撃退する

リンパのもう1つの役割は、体内に侵入した細菌やウイルスを撃退することです。リンパには病原体を攻撃して体を細菌やウイルスから守る働きをするリンパ球が含まれています。リンパ球は体内に異物が入ると、すかさず攻撃態勢に入ります。

リンパを通って運ばれる老廃物や途中で撃退した病原体はどうなるかというと、リンパの中継点である鎖骨やわきの下、太ももの付け根などにある「リンパ節」で浄化されます。それでもきれいにすることができなかったものは、尿や汗として体外に排泄されます。

浄化機能と免疫機能の役割があるリンパの流れが悪くなると、老廃物や余分な水分が滞るようになります。これは血液の循環が悪くなるのと同じで、太りやすい体をつくることになります。

流れが悪くなることに大きく関連してくるのが、筋肉です。リンパは血液と比べると、流れるスピードがゆっくりしています。というのは、リンパの流れは筋肉のポンプ作用に委ねられているからです。筋肉が使われなかったり、状態が悪ければリンパを滞らせてしまうことになります。

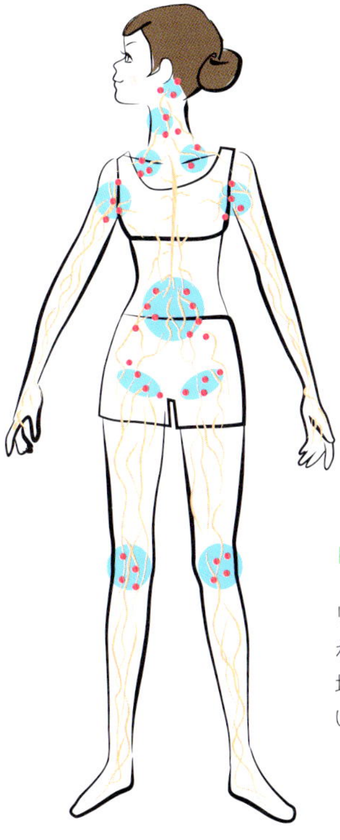

リンパの流れ(イメージ)

リンパ管は体中にはりめぐらされていて、中にはリンパ液が流れています。首、わき、お腹、鼠径部などにはリンパ管の合流地点となるリンパ節があり、老廃物や余分な水分が滞りやすい場所になります。

②リンパ節をほぐすと浄化機能と免疫機能が高まる

リンパの流れはとにかくゆったり

リンパがスムーズに流れていると老廃物が滞ることはなくなるので、代謝が低い太りやすい体になることはありません。

しかし、先ほども話したようにリンパの流れはとにかくゆったりしているので、長時間同じ姿勢をとっていたり、運動を習慣にしていない人は、すぐに停滞してしまいます。余分な水分や老廃物が流れなくなると、むくんできたり、こりやだるさを感じたり、肌が荒れてきます。脂肪も蓄積されやすくなります。

また、リンパの役割のひとつである免疫機能の働きも鈍るので、風邪などの感染症にかかりやすくなります。リンパが臓器を取り巻くように張りめぐらされているお腹まわりなどは、リンパが停滞することで臓器の働きが鈍ることもあります。

滞り解消のポイントはリンパ節

リンパの滞りでとくに気をつけたいのが、リンパ節。リンパ節は体に張りめぐらされているリンパ管が合流する中継点になるだけに、余分な水分や老廃物がたまりがちです。高速道路の料金所が混雑するとすぐに渋滞が起きるように、リンパ節で老廃物が立ち往生すると、すぐに全身のリンパが滞ることになります。

　また、リンパ節には、病原体を撃退する最後の砦の役割があります。リンパ節にはリンパ球を一時的に蓄えて成熟させる働きがあります。これは、体を流れるリンパ管の中で退治できなかった細菌やウイルスをまとめて攻撃するためです。リンパ節が滞ると、十分な攻撃ができずに病原体を放置することになってしまいます。

　ツボ&リンパマッサージでは、リンパを刺激することに加えて、リンパ節をほぐすこともマッサージ手順のひとつ。せっかくスムーズに流れ始めたリンパを、リンパ節で止めないようにすることが太りにくい体をつくります。代謝が高まれば、余分についていた脂肪を燃焼しやすい体になります。

リンパ節をほぐすとリンパが流れるようになる

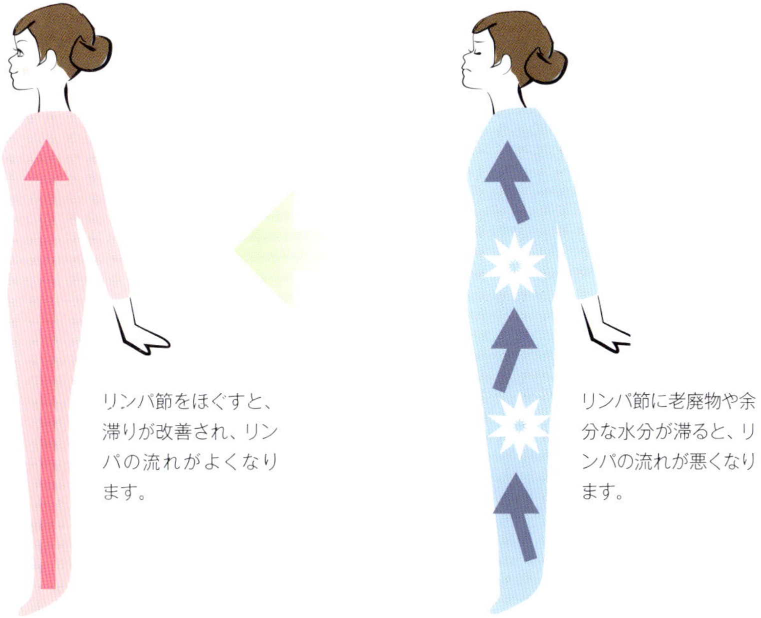

リンパ節をほぐすと、滞りが改善され、リンパの流れがよくなります。
リンパ節に老廃物や余分な水分が滞ると、リンパの流れが悪くなります。

ツボ&リンパを刺激すると太りやすい人ほどやせる

連動しているツボとリンパと筋肉

ツボ押し、リンパ節ほぐし、筋肉マッサージ。それぞれにどれも効果があるのです。血液の循環をよくし、老廃物もきれいに流し、筋肉の状態を良好にしてくれます。だとしたら、すべてをまとめて行なった方が効果的にやせられると思いませんか？　しかも、経絡とリンパを刺激しながらですから、肌のしわやたるみを気にせずにきれいにやせることができます。

そもそも、ツボもリンパも筋肉もバラバラにあるわけではなく、ツボを押せば筋肉やリンパを刺激することになるし、筋肉をマッサージするとそばを流れるリンパを刺激することになります。つまり、ツボ、リンパ、筋肉は連動しているからこそ同時に行なう方がより効果的なのです。

それが、ツボ&リンパマッサージです。太りやすい部位と重なる経絡からピックアップした9つのライン上のツボを押し、筋肉をマッサージし、リンパ節をほぐす。1日わずか3～5分のマッサージで、効果はすぐに現れます。

滞りがひどい太りやすい体の人ほど、それを解消したときの大きな効果を実感でき、経絡でつながる臓器の状態まで改善されます。

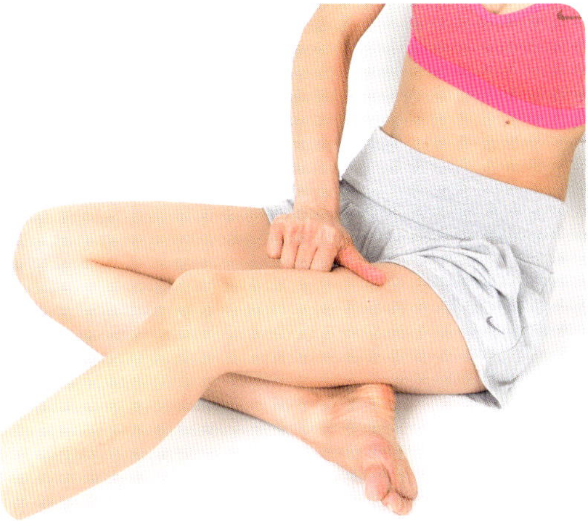

太もものツッパリ感がなくなると……

胃腸の働きがよくなる
冷え性が改善する
前ももがほっそりする

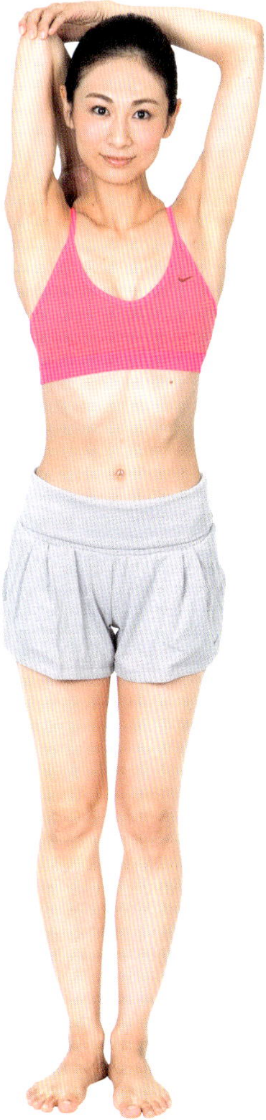

上腕のツッパリ感がなくなると……

ホルモンバランスがよくなる
免疫力が高くなる
二の腕のたるみがスッキリする

マッサージ効果を高める7つのコツ

体脂肪を落とし、太らない体を維持するツボ&リンパマッサージの効果をさらに高めるアドバイスと注意点をまとめました。意識するだけでマッサージ効果が違ってきます。

① お風呂あがりが効果的

ツボ&リンパマッサージはいつでも時間があるときに行なえるマッサージですが、おすすめは体が温まっている入浴後です。体が温まると血液やリンパの循環がよくなっているうえにリラックス状態にあるので、さらに効果が期待できます。もちろん、朝起きたときや寝る前に行なっても問題ありません。

② 食後2時間後

マッサージは食後2時間は控えるようにしましょう。食後は体に入ってきたものを消化するために内臓に血液が集まっています。臓器が落ち着くのを待ってから行なうようにしましょう。ただし、お酒を飲んだ場合はマッサージを控えるようにしてください。酔いがひどくなったり、体調が悪化する可能性があります。

また、早くやせようと無理な食事制限をしながらマッサージを続けるのはＮＧ。必要な栄養分と水分を体に摂り入れないと、体温が下がり、代謝が悪くなります。これではマッサージ効果が期待できなくなります。１日３食しっかり食べてもやせられるのがツボ＆リンパマッサージなのです。

③ リラックス環境で

マッサージはできるだけリラックスできる環境で行なうようにしましょう。まず部屋は寒すぎないようにします。寒いと筋肉がこわばるので、マッサージ効果が薄れます。また部屋の照明は気持ちが落ち着くように、間接照明にするのがおすすめです。

④ マッサージ後に白湯

マッサージの後は腎臓の機能が活発になっていて体の中の水分が不足しがちになります。十分な水分を摂るようにしましょう。マッサージ後のコップ１杯の白湯がおすすめです。

⑤ 手や指は清潔に

マッサージする手や指、それからマッサージする部分は清潔にしてから始めましょう。爪が伸びていると肌を傷つけることがあるので、短く切っておきましょう。

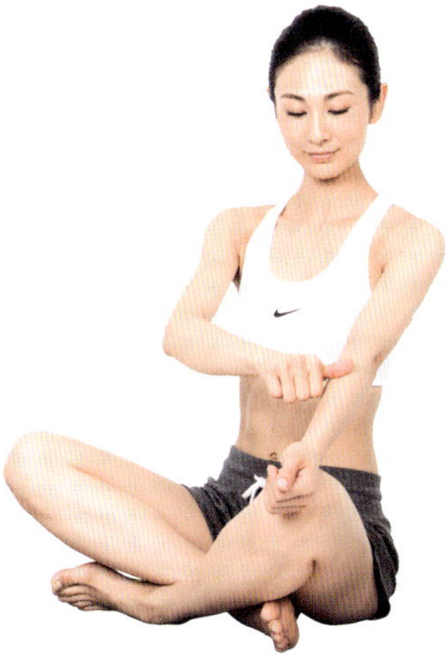

⑥ 皮膚に炎症があるときは注意

マッサージする場所が炎症を起こしていたり、化膿していたり、湿疹《しっしん》があるときなどは、マッサージを控えるようにしましょう。ツボ&リンパマッサージが悪い影響を与えることはほとんどありませんが、皮膚や肌を傷つける可能性があります。

ただし、ツボ&リンパマッサージを行なうラインは体の左右にあるので、支障のない側だけならマッサージを行なってもかまいません。

⑦ 病気を持っている人は慎重に

疲れているときやケガをしたとき、体調が悪いときはマッサージを行なわないようにしましょう。また、妊娠初期や可能性があるときも同様です。安定期に入ってからゆっくり行なうようにしてください。不安があるときは、まず専門医に相談してからマッサージを行ないましょう。

いずれにしても、体調がすぐれないときは慎重に。少しでも気分が悪くなったら、マッサージを中止するようにしてください。

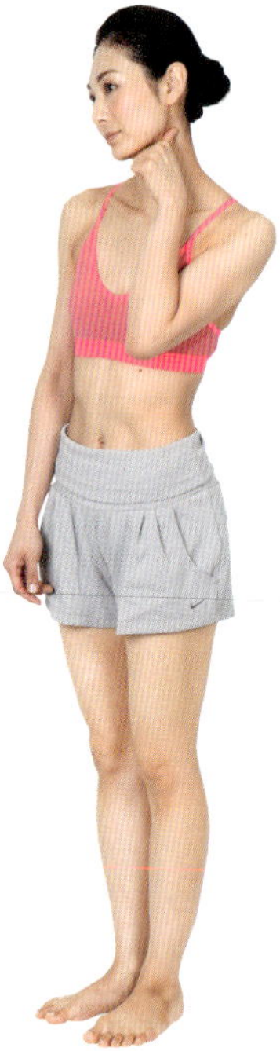

PART 2

ツボ&リンパマッサージのやり方

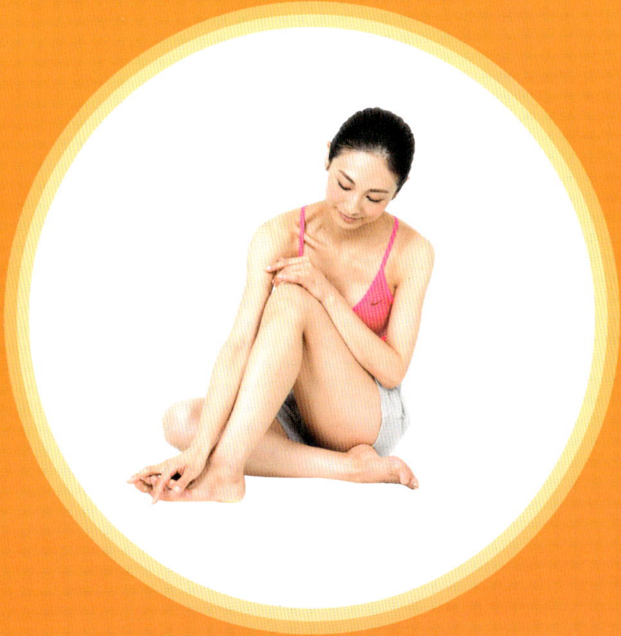

ツボ&リンパマッサージは3段階＋1の手順で行ないます。始まりのツボを押す、終わりのツボを押す、筋肉をマッサージする、そしてリンパ節をほぐす。ラインと順番さえ覚えれば、誰でも簡単に始められるマッサージです。

ツボ&リンパマッサージの手順

ライン上のツボ、筋肉、リンパを刺激

ここから具体的にツボ&リンパマッサージの手順を紹介します。ターゲットとする部位は、太ももの内側、前側、外側、後ろ側、お尻のふくらんでいる部分、お尻と太ももの境界線、下腹、わき腹、上腹、ひざ、ふくらはぎ、足首、下背、二の腕、首、フェイスラインになります。

それぞれに経絡と重なるライン上のツボを押し、筋肉をマッサージし、リンパ節をほぐしていきます。経絡は体の両側にあるので、皮膚が傷つている場合を除き、基本的には左右両側行なうようにしましょう。

STEP 1 始まりのツボを圧する

▼

STEP 2 終わりのツボを圧する

▼

STEP 3 ライン上の筋肉をマッサージする

▼

STEP 4 ライン上のリンパ節をほぐす

※ ライン上にリンパ節がないラインがあります。

STEP 1

始まりのツボを圧する

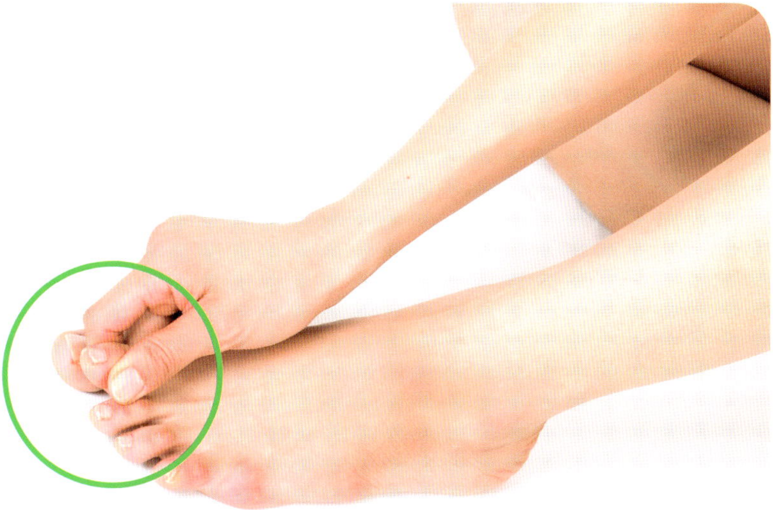

親指の腹でしっかり押す

最初にターゲットに該当するラインの始まりのツボを押します。始まりのツボは、ラインが足から始まるときは足の指先に、手から始まるときは手の指先にあります。

ツボを探したら、親指の腹を使って10~20秒、痛気持ちいいと感じるくらいの強さでしっかり圧を加えます。ツボをうまく探せないときは、押す場所や角度を少し変えて行なってみてください。痛みやしこりを感じる場所があるはずです。

また、ツボを押すときは息を吐きながら押すようにしてください。刺激が伝わりやすくなります。

ラインで覚える始まりのツボ

始まりのツボは、各ラインそれぞれにあります。ツボを間違えると効果が弱まるので、ターゲットとする部位のラインを確認したら、始まりのツボをしっかり覚えるようにしましょう。

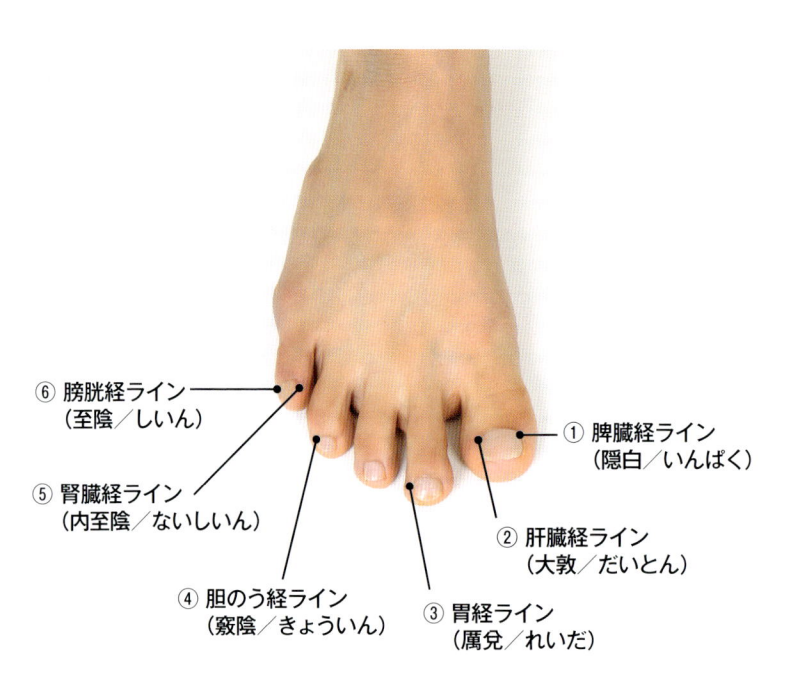

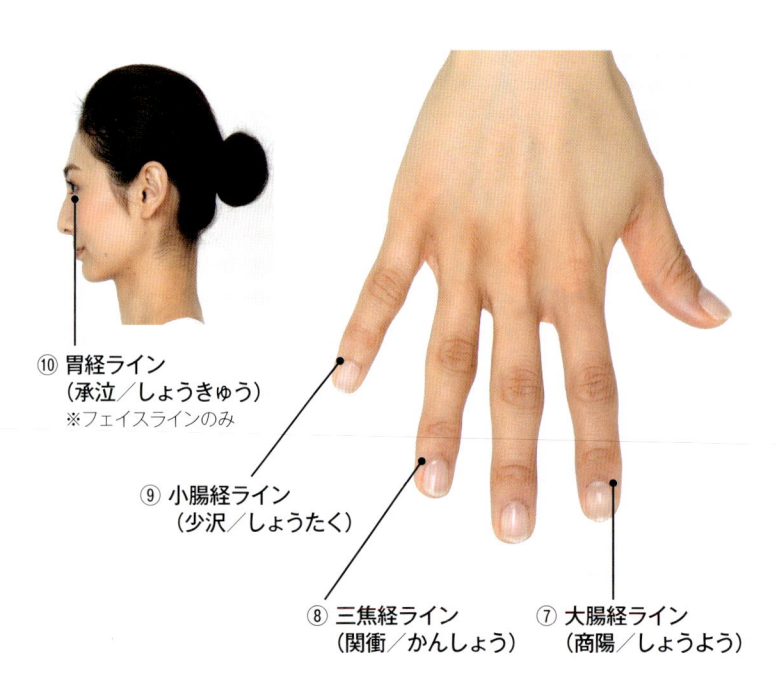

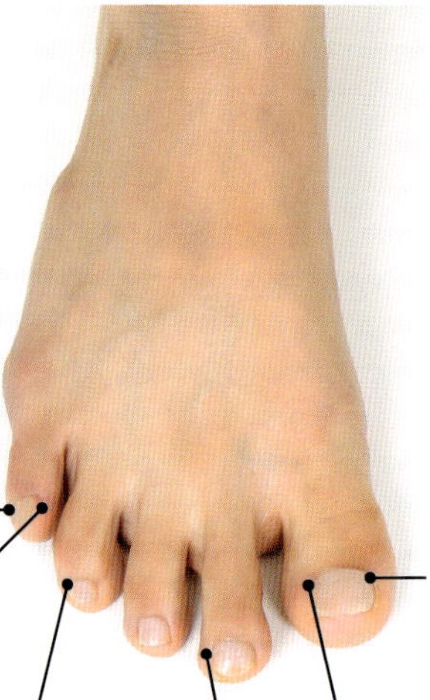

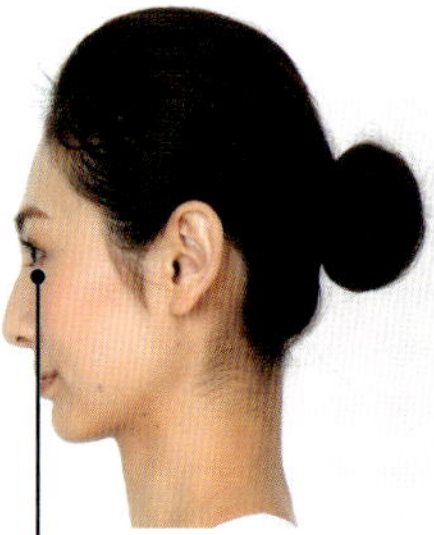

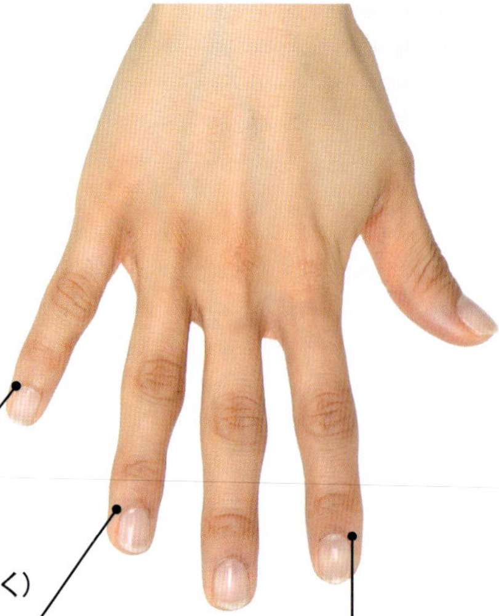

STEP 2

終わりのツボを圧する

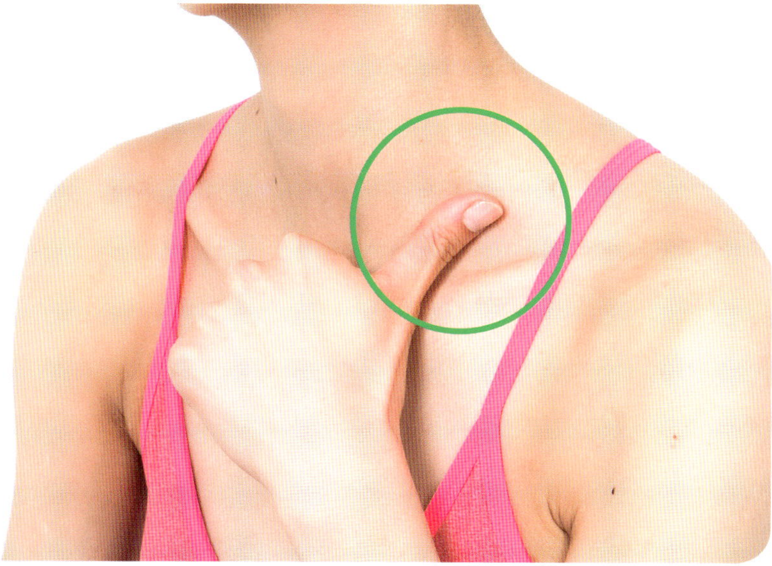

全身にある終わりのツボ

始まりのツボを押したら、次にラインの終わりにあるツボを押します。終わりのツボは、ラインによってお腹まわりや首まわり、頭などにあります。

ツボを探したら、親指の腹を使って10～20秒、気持ちいいと感じるくらいの強さで圧を加えます。始まりのツボを押すときほど強く押さなくてかまいません。とくに首や目元、腹部などのツボを押すときは、少し押す力を弱め、肋骨は押さないようにしましょう。それでも十分に刺激が伝わり、ライン上の血流が改善されます。

ラインで覚える終わりのツボ

終わりのツボも始まりのツボと同じように、各ラインそれぞれにあります。ツボを間違えるとやはり効果が弱まるので、ターゲットとする部位のラインを確認したら、終わりのツボをしっかり覚えるようにしましょう。

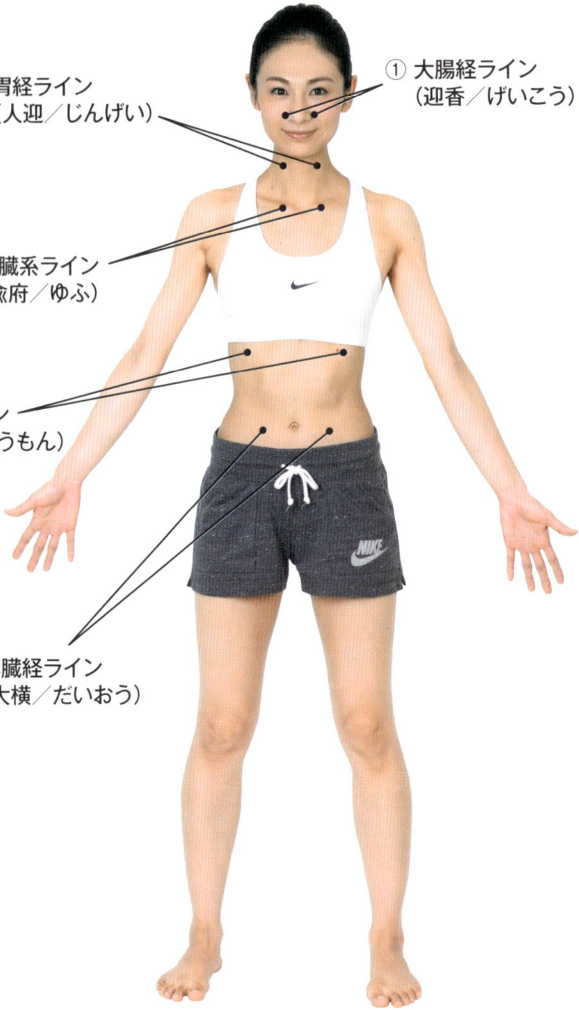

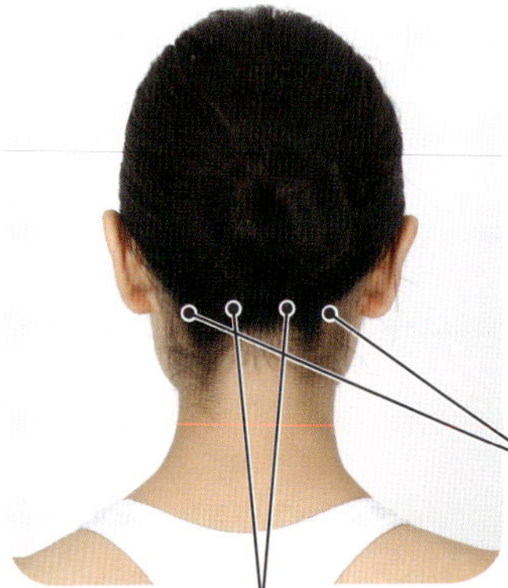

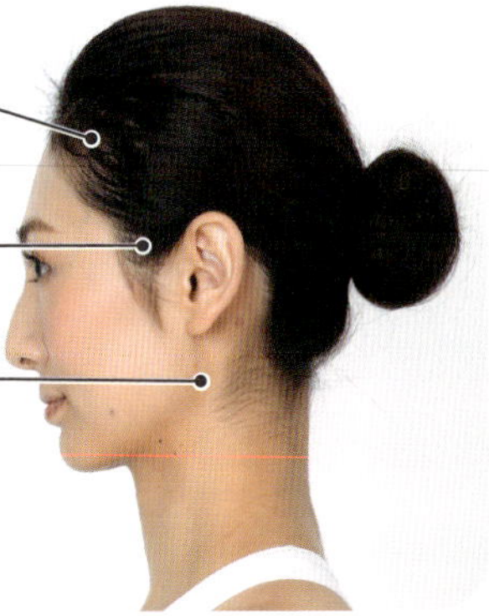

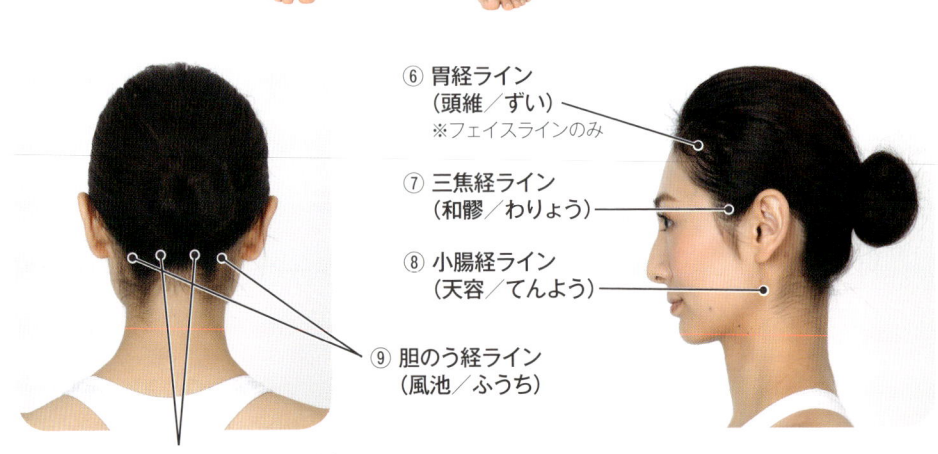

STEP 3

ライン上の筋肉をマッサージする

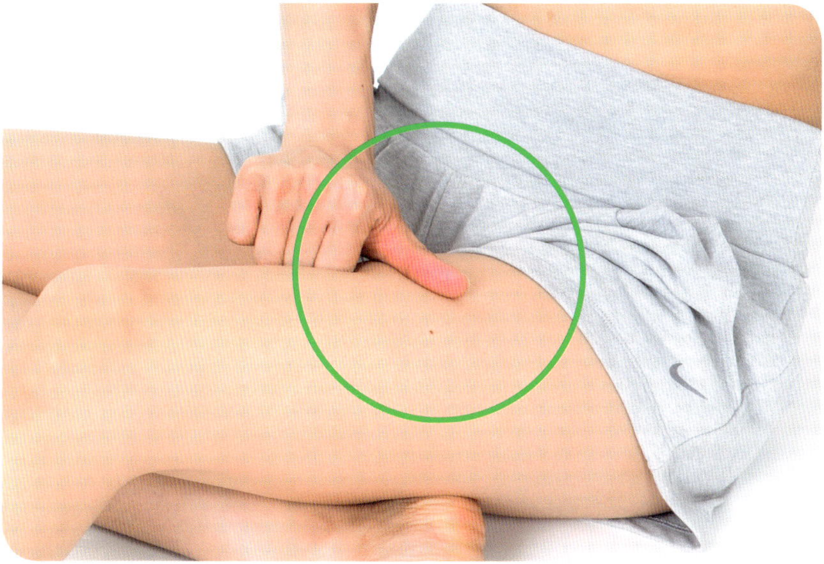

筋肉だけでなくリンパも刺激

　ライン上の始まりのツボと終わりのツボを刺激したら、滞っていた血流が流れ始めます。そうしたら次に、やせたい部位の筋肉をマッサージしましょう。

　マッサージする部位の筋肉が確認できたら、親指の第一関節を筋肉の表面にある皮膚に密着させて10回程度さすります。強くこする必要はありませんが、摩擦を起こすように、皮膚が赤くなるくらいを目安に行ないましょう。

　筋肉を刺激すると同時に、そばにあるリンパも刺激して流れを改善することができます。

マッサージの種類を使い分ける

筋肉のマッサージの方法はいくつか種類があります。どれも効果は変わらないので、その日の気分に合わせて使い分けしてください。もちろん、毎日同じ方法でマッサージしてもかまいません。

① さする

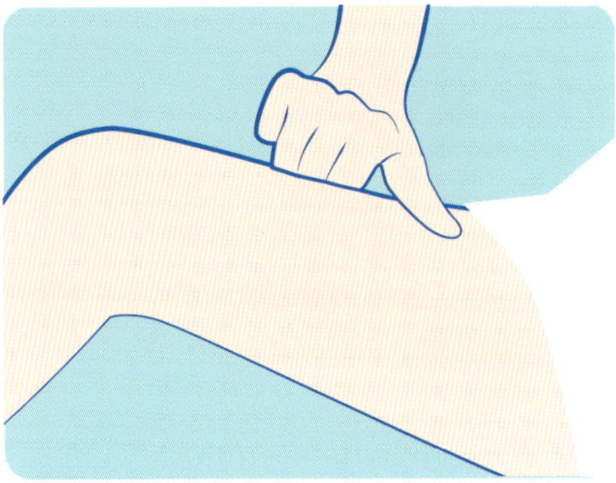

親指全体を皮膚に密着させて摩擦を起こすようにこする。回数は皮膚が赤くなるくらいまでが目安。

② 引っ張る

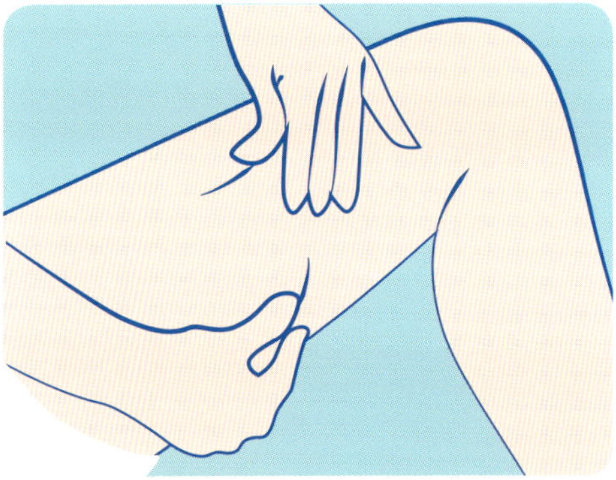

親指と人さし指で皮膚をつまんで心地いいくらい引っ張る。時間は皮膚が赤くなるくらいまでが目安。

③ 引っ張りねじる

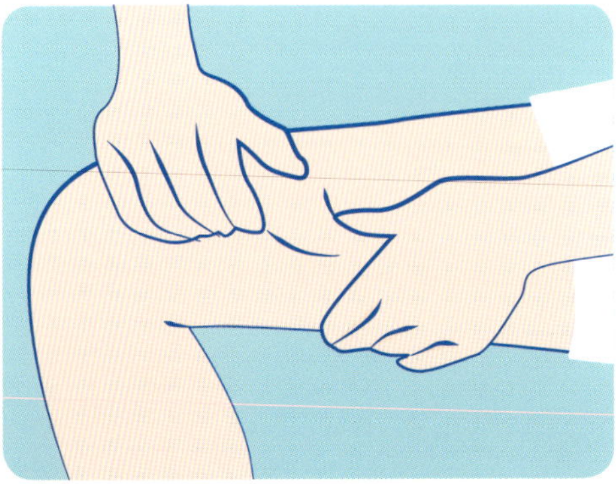

親指と人さし指で皮膚をつまんで引っ張り、ねじる。時間は皮膚が赤くなるくらいまでが目安。

STEP 4

ライン上のリンパ節をほぐす

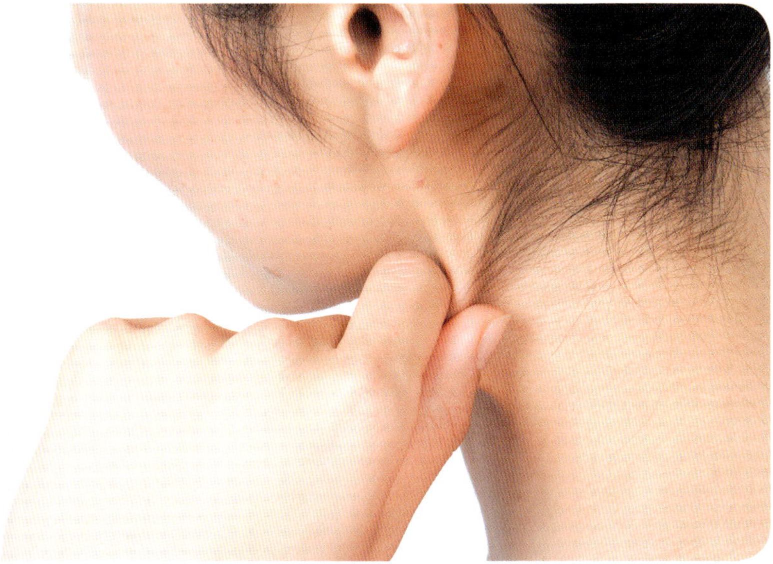

リンパ節ほぐしで仕上げ

筋肉のマッサージを終えたら、最後にリンパ節をほぐしましょう。PART①で述べたように、リンパ節は余分な水分や老廃物がたまりやすい場所です。ツボ押し、筋肉マッサージで血流がよくなっても、リンパ節で停滞してしまっては効果が弱まってしまいます。

ライン上のリンパ節を確認できたら、リンパ節を片手や両手でつかんでもみほぐしましょう。

ただし、ラインによってはリンパ節がないラインもあります。その場合は、ツボ押しと筋肉マッサージで終了になります。

やせたい部位別にある各ライン

3つの刺激で効果を実感

始まりのツボを圧する、終わりのツボを圧する、筋肉をマッサージする、ライン上にリンパ節がある場合はほぐす。これがツボ&リンパマッサージです。誰でも簡単にできる方法です。効果をすぐに確認したい人は、片側をマッサージしたあとに、マッサージしていない側と比べてみてください。マッサージした方は温かくなって、筋肉もやわらかくなっているはずです。

それではPART③からターゲット別にマッサージの手順を紹介していきます。それぞれのラインを覚えてマッサージを始めてみてください。すぐに効果を実感できるでしょう。

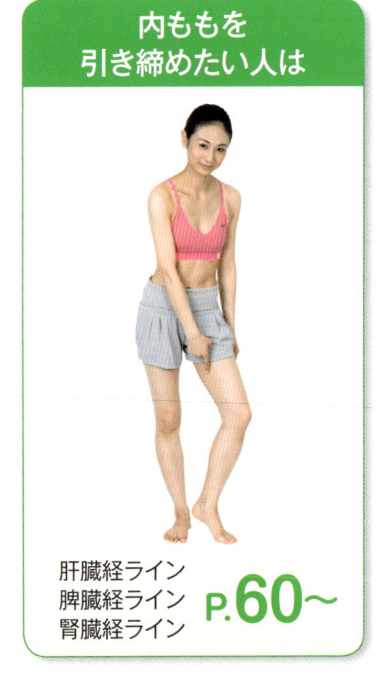

内ももを引き締めたい人は

肝臓経ライン
脾臓経ライン
腎臓経ライン

P.60～

前ももを引き締めたい人は

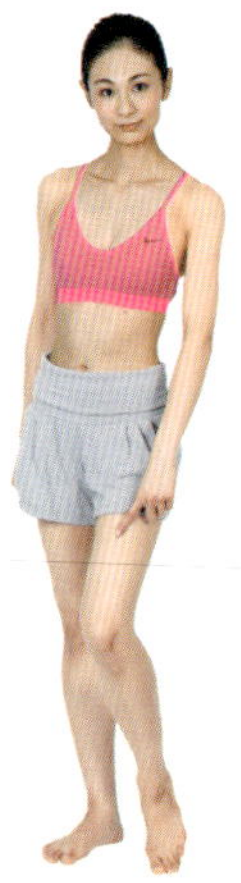

胃経ライン
脾臓経ライン

P.66～

後ろももを
シャープにしたい人は

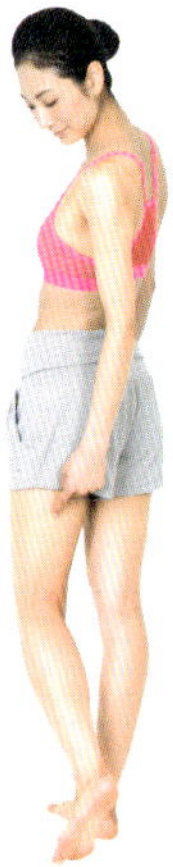

膀胱経ライン P.72～

外ももを
引き締めたい人は

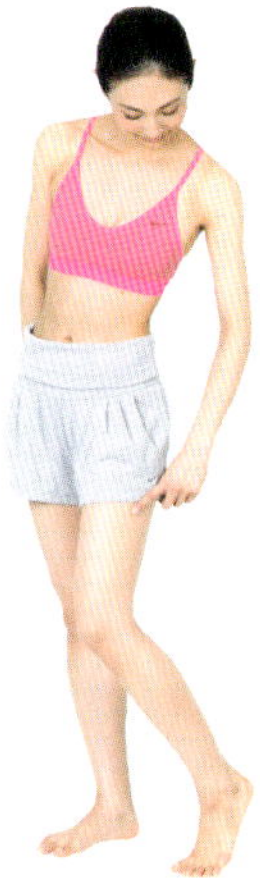

胆のう経ライン P.70～

お尻と太ももの境界部分を
をスッキリしたい人は

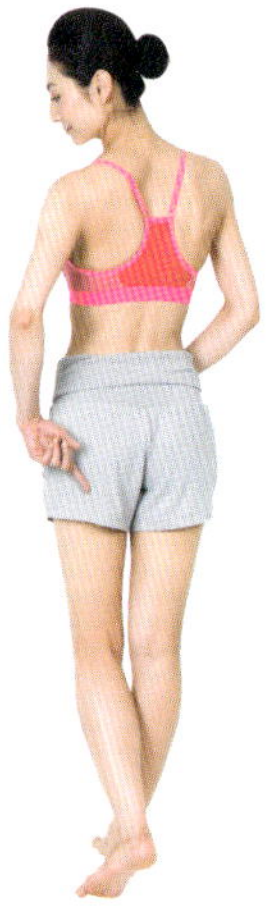

膀胱経ライン
腎臓経ライン P.76～

お尻のふくらみ部分を
スッキリしたい人は

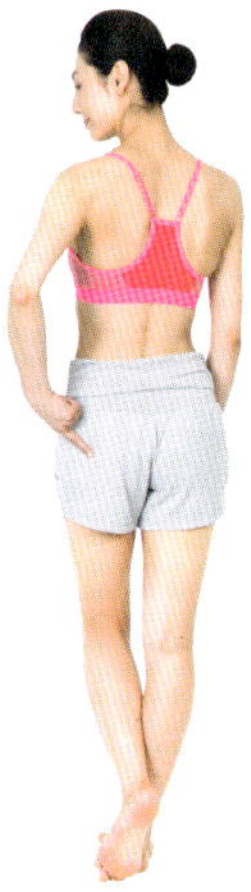

膀胱経ライン P.74～

下腹をスッキリさせたい人は

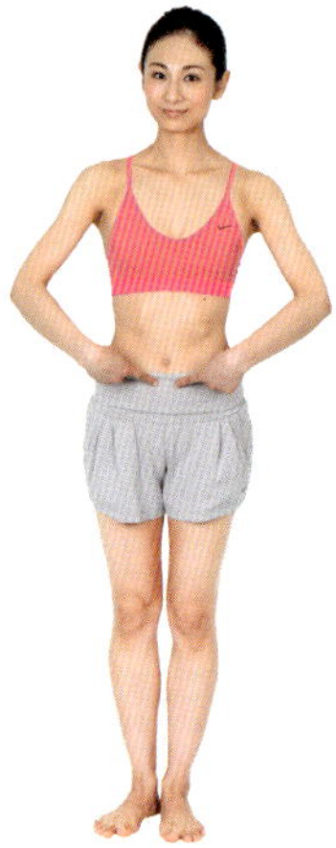

腎臓経ライン
胃経ライン

P.82～

わき腹をスッキリさせたい人は

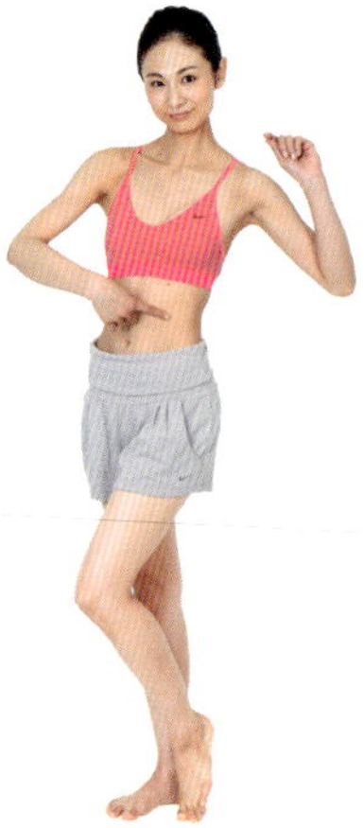

胆のう経ライン
肝臓経ライン
脾臓経ライン

P.90～

上腹をスッキリさせたい人は

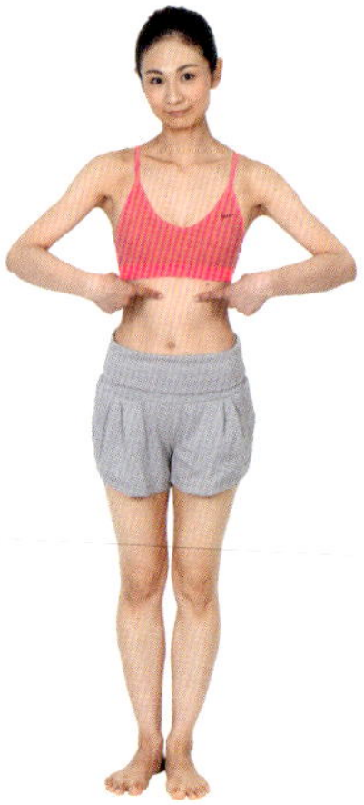

胃経ライン
腎臓経ライン

P.86～

ふくらはぎを シャープにしたい人は

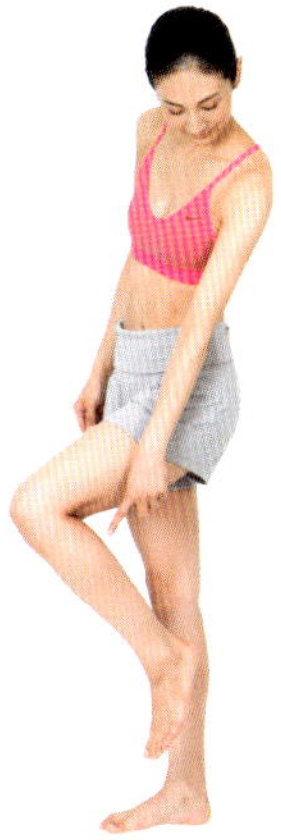

膀胱経ライン
胆のう経ライン
腎臓経ライン

P.106~

ひざを 引き締めたい人は

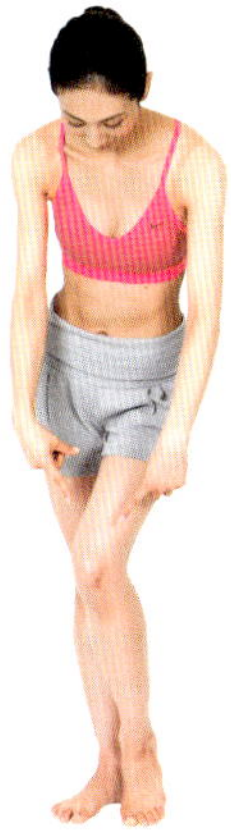

膀胱経ライン
胃経ライン
脾臓経ライン
胆のう経ライン

P.98~

足首を ほっそりさせたい人は

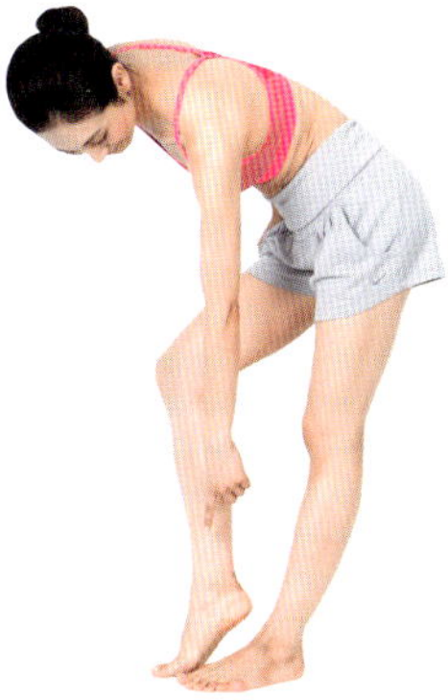

胃経ライン
膀胱経ライン
肝臓経ライン

P.112~

やせたい部位別にある各ライン

下背のたるみをなくしたい人は

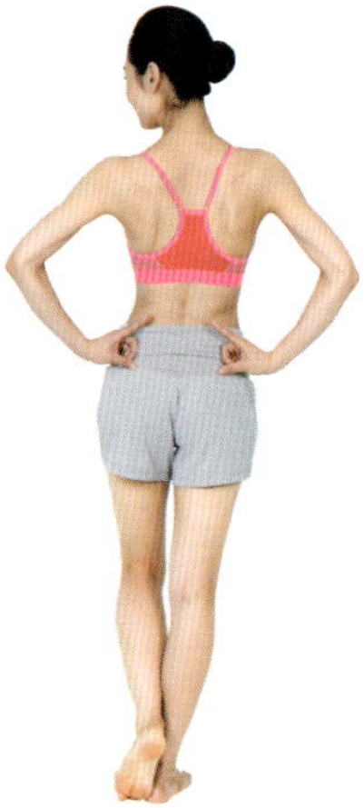

膀胱経ライン

P.126~

二の腕をスリムにしたい人は

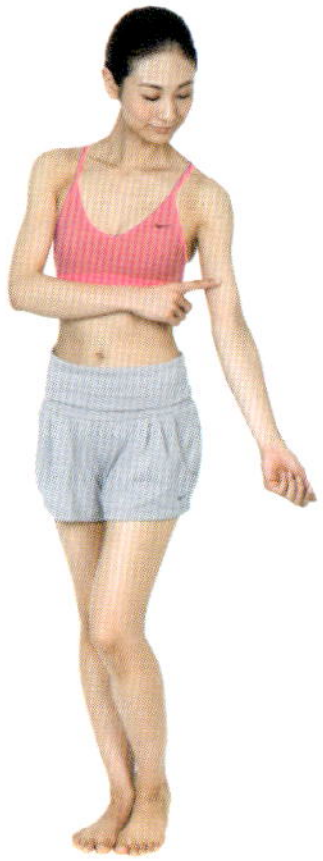

小腸経ライン
三焦経ライン
大腸経ライン

P.120~

首を細くしたい人は

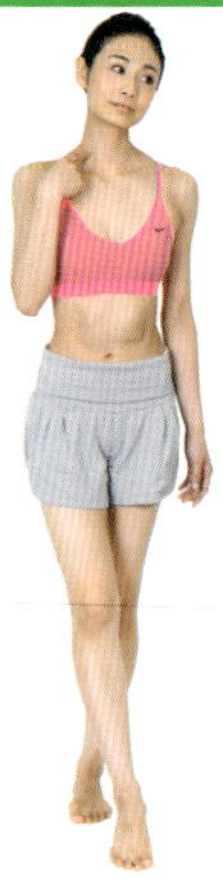

膀胱経ライン
三焦経ライン
小腸経ライン
胆のう経ライン

P.130~

フェイスラインをシャープにしたい人は

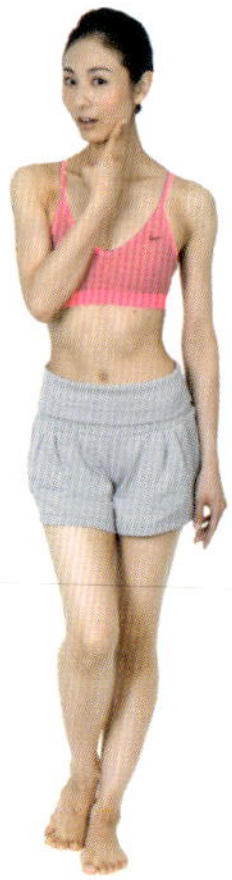

胃経ライン

P.128~

PART 3

太ももとお尻

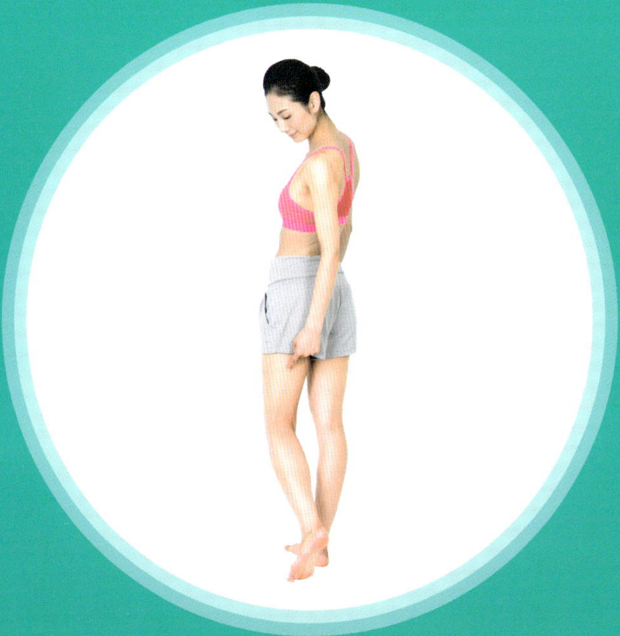

ツボ＆リンパマッサージの最初のターゲットは「太ももとお尻」。内もも、前もも、外もも、後ろもも、お尻のふくらみ部分、お尻と太ももの境界部分と6つの部位に分類して各マッサージ方法を紹介します。

たるみをキュッと引き締める

内もも ①

こんな人におすすめ！

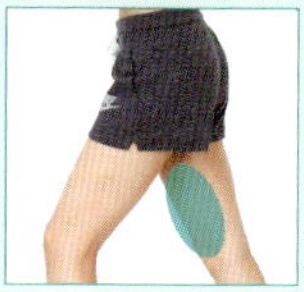

○ またずれで肌が黒くなっている
○ 内ももの間にすき間がない

使っているつもりでも筋肉が使われにくいのが太もも。すぐにたるんでしまうのでしっかりケアしましょう。

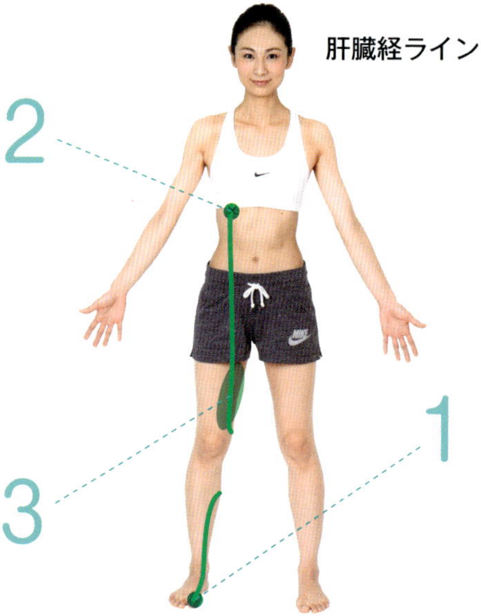

始まりのツボ 1

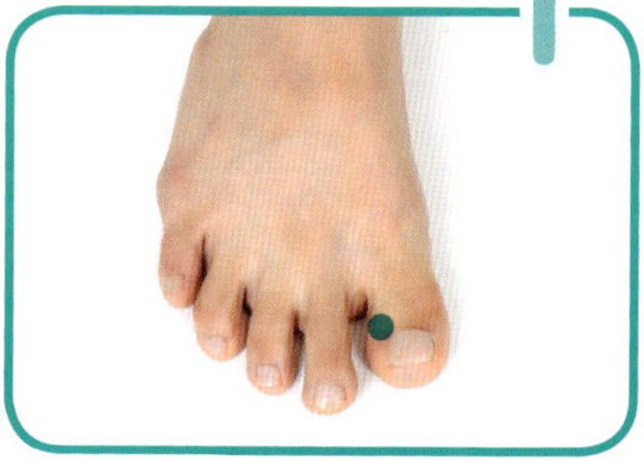

大敦（だいとん）

内ももを引き締めるラインの始まりのツボは「大敦」。親指の爪の生え際、人さし指側の角から外側に2mmくらいのところにある。

【効能】めまい、頭痛、胃痛、夜尿症、婦人病（生理痛や生理不順など）、てんかんなどに効果があり、不安や怒り、疲れをやわらげる。

ほぐす筋肉 3

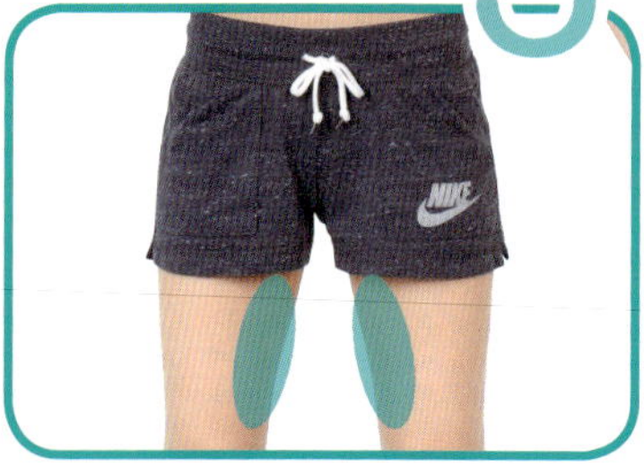

内転筋（ないてんきん）

内ももを引き締めるためにほぐす肝臓経ラインの筋肉は、太ももの内側にある「内転筋」。長内転筋、短内転筋、大内転筋で構成される。

【働き】内転筋は脚を交差させたり、内側に閉じたりするときに働く筋肉で、この筋肉が硬くなると骨盤が不安定になる。

終わりのツボ 2

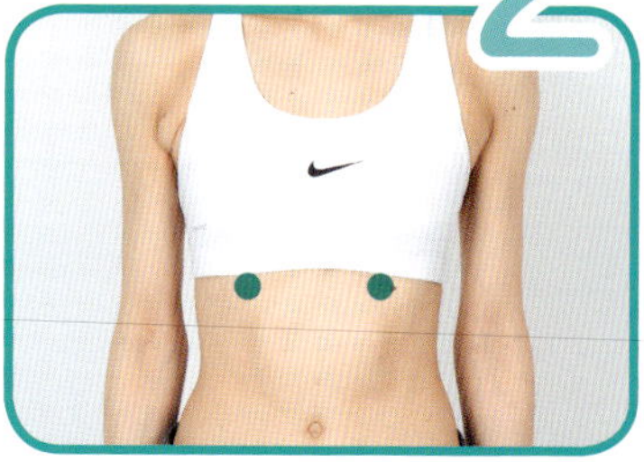

章門（しょうもん）

内ももを引き締める肝臓経ラインの終わりのツボは「章門」。下から2番目の肋骨の端にある。

【効能】胃痛、吐き気、胸やけ、消化不良など、消化器系の症状や、むくみ改善に効果がある。

START

椅子に座り、マッサージする側の足を、もう片方のひざの上に乗せる。

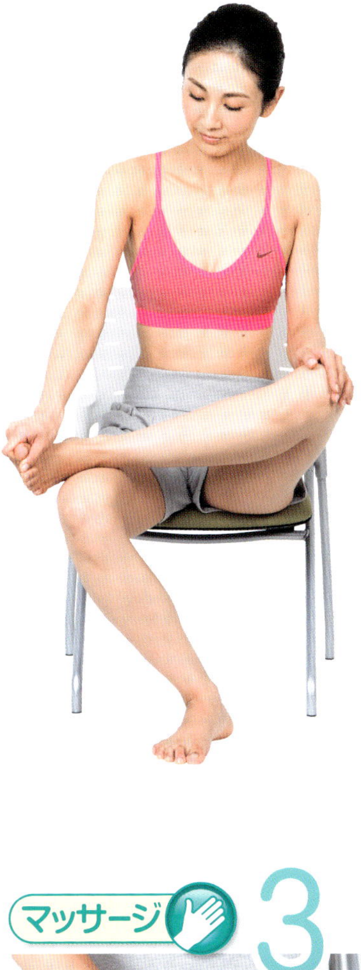

ツボ押し 1

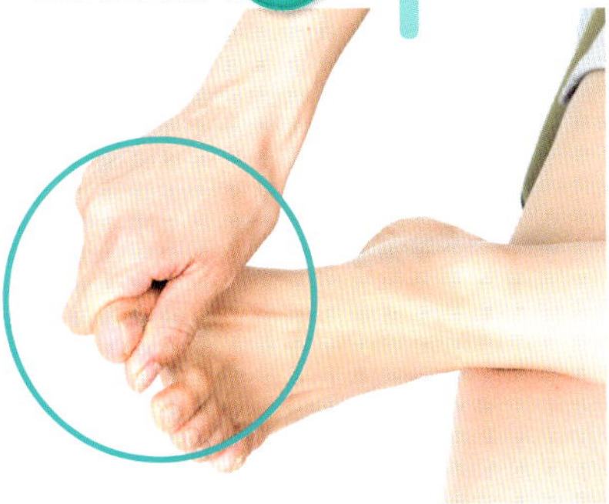

ひざの上に乗せた足とは逆側の手で足の親指を握り、大敦を親指で強く押して刺激する。

ツボ押し 2

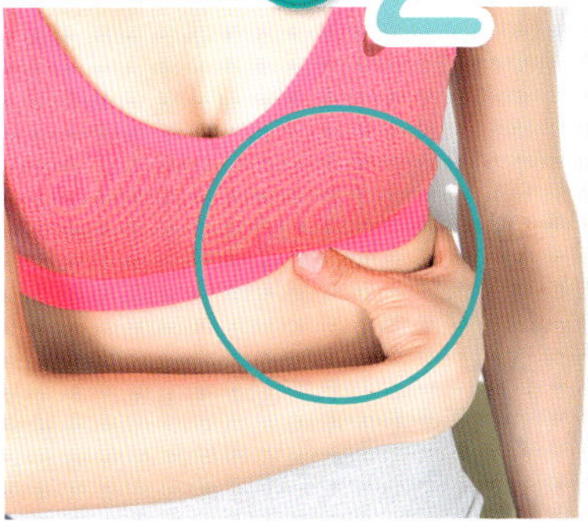

下から２番目の肋骨の端にある章門を、ツボの位置とは逆側の手の親指で肋骨を押さないように押す。

マッサージ 3

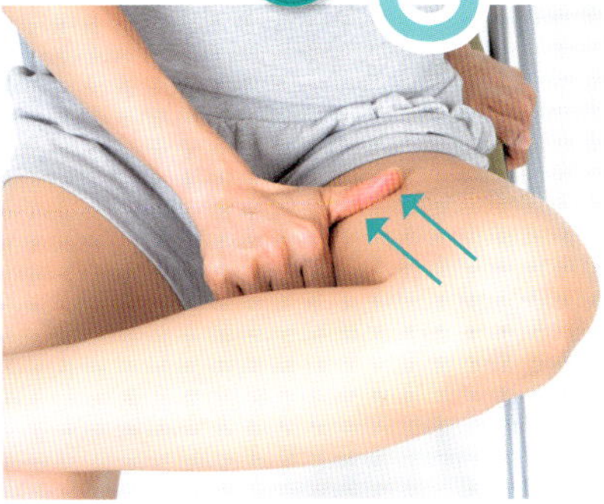

マッサージする脚とは逆側の手の親指全体を使って、内ももをひざ側から股関節に向かってこする。

たるみをキュッと引き締める

内もも ②

こんな人におすすめ！

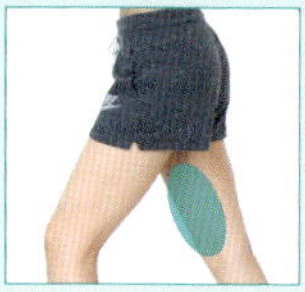

○ またずれで肌が黒くなっている
○ 内ももの間にすき間がない

内ももを引き締める２つ目のラインは脾臓経ライン。
脂肪がつきやすい部位なので注意しましょう。

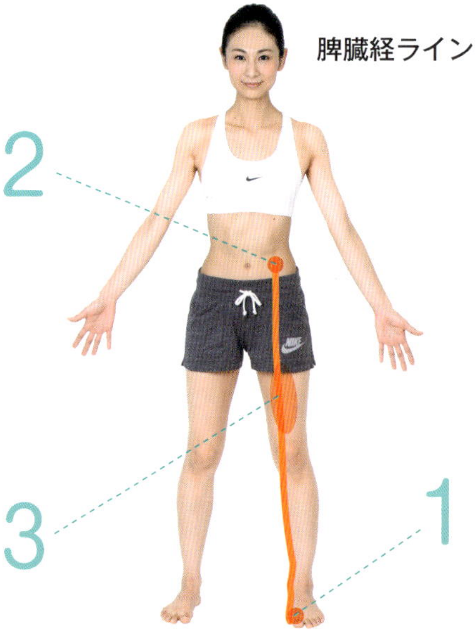

始まりのツボ 1

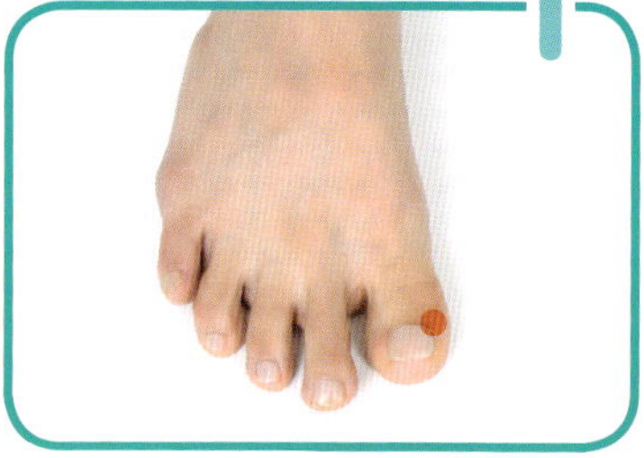

隠白（いんぱく）

内ももを引き締める脾臓経ラインの始まりのツボは「隠白」。親指の爪の生え際、外側にある。

【効能】便秘、食欲不振、消化不良、婦人病（生理痛や生理不順など）、貧血、乗り物酔いなどに効果がある。

ほぐす筋肉 3

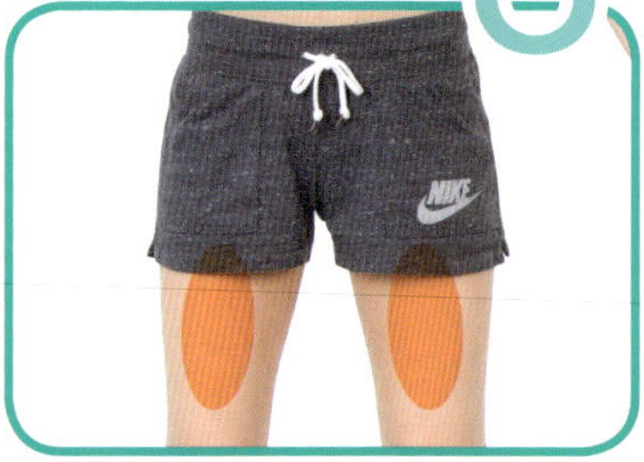

大腿四頭筋（だいたいしとうきん）

内ももを引き締めるためにほぐす脾臓経ラインの筋肉は、太ももの前側にある「大腿四頭筋」。強い力を生む大きな筋肉である。

【働き】大腿四頭筋はひざ関節を曲げたり伸ばしたりするときに働く筋肉群の総称で、この筋肉が硬くなると、ひざを痛める原因にもなる。

終わりのツボ 2

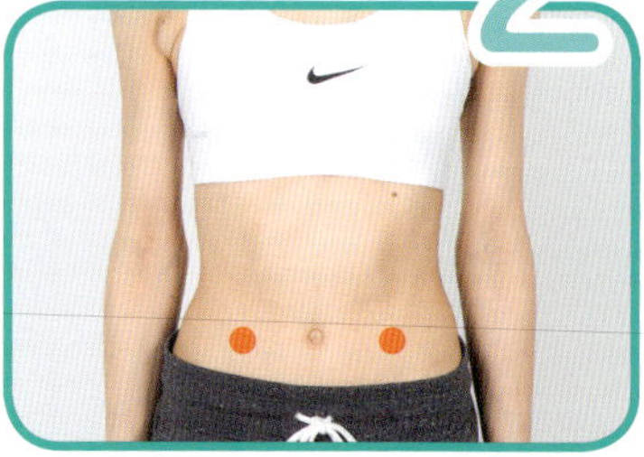

大横（だいおう）

内ももを引き締める脾臓経ラインの終わりのツボは「大横」。お腹のへそのラインの、乳頭から真下に下ろしたところにある。

【効能】便秘、腹痛、下痢などに効果がある。腸の血流と働きを活発にし、とくに便秘に効果がある。

START

椅子に座り、マッサージする側の足を、もう片方のひざの上に乗せる。

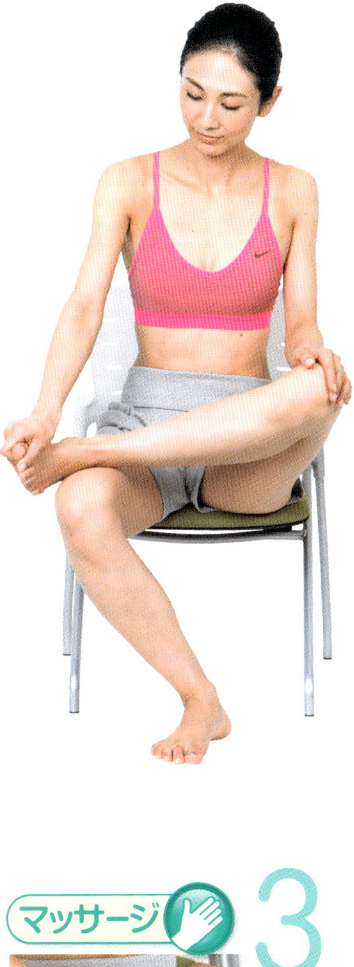

ツボ押し 1

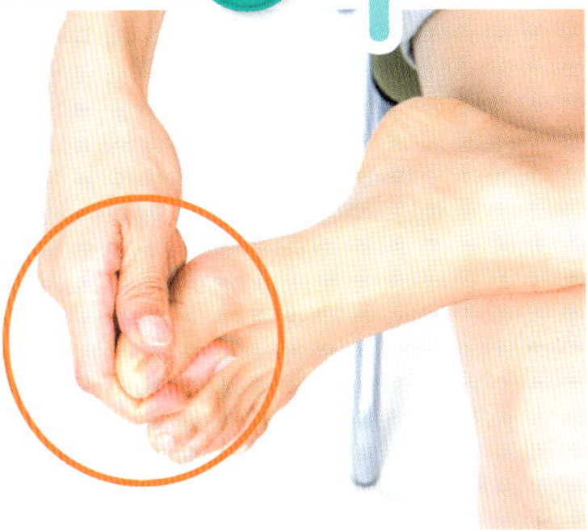

ひざの上に乗せた足とは逆側の手で足の親指を握り、隠白を親指で強く押して刺激する。

ツボ押し 2

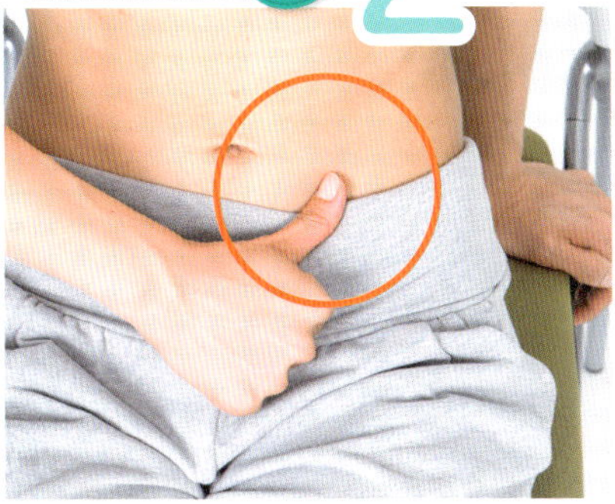

おへそのラインにある大横を、ツボの位置とは逆側の手の親指で強く押す。

マッサージ 3

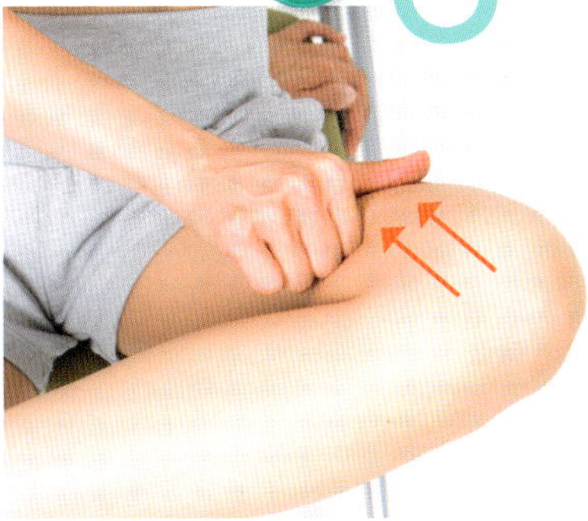

マッサージする脚とは逆側の手の親指全体を使って、内ももをひざ側から股関節に向かってこする。

たるみをキュッと引き締める

内もも ③

内ももを引き締める３つ目のラインは腎臓経ライン。
なくなったすき間をスッキリ解消しましょう。

こんな人におすすめ！

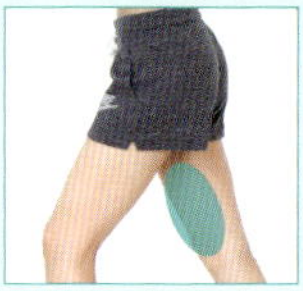

- ○ またずれで肌が黒くなっている
- ○ 内ももの間にすき間がない

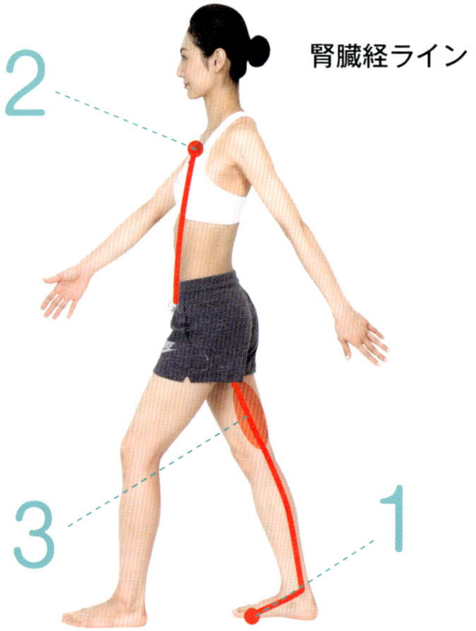

始まりのツボ 1

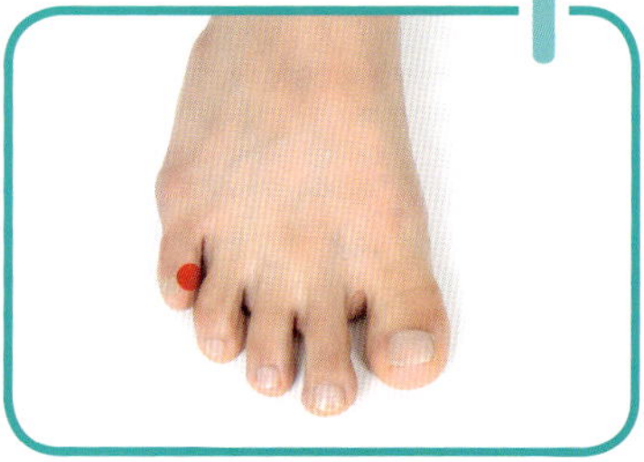

内至陰（ないしいん）

内ももを引き締める腎臓経ラインの始まりのツボは「内至陰」。小指の爪の生え際、薬指側の角から内側2mmくらいのところにある。

【効能】腎臓の機能を助けるツボで、だるさ、精神疲労などを回復させる効果がある。

終わりのツボ 2

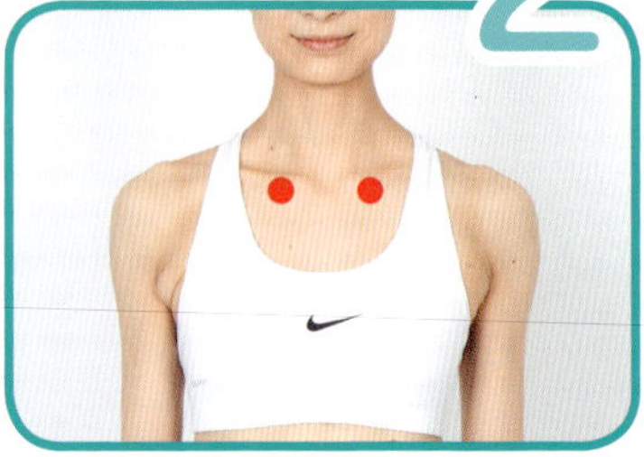

兪府（ゆふ）

内ももを引き締める腎臓経ラインの終わりのツボは「兪府」。鎖骨の下の隆起している部分の、すぐ下のくぼみにある。

【効能】心臓疾患、ぜん息などに効果がある。体のだるさを解消し、ストレスを和らげてくれる。

ほぐす筋肉 3

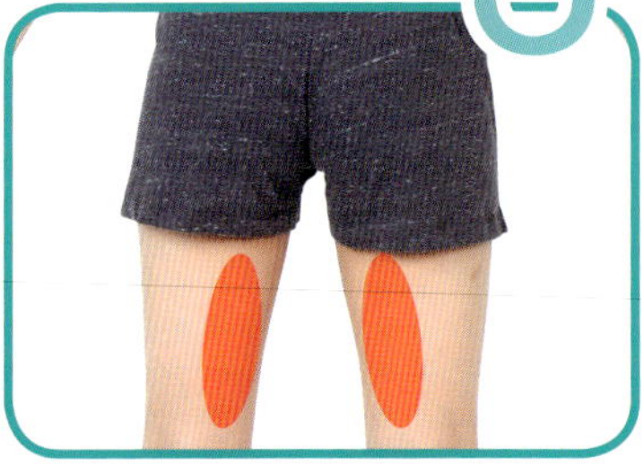

半腱・半膜様筋（はんけん・はんまくようきん）

内ももを引き締めるためにほぐす腎臓系ラインの筋肉は、太ももの裏側にある「半腱様筋」と「半膜様筋」。ハムストリングの一部になる。

【働き】大腿二頭筋とともにハムストリングを構成し、大腿四頭筋と対になって、ひざの曲げ伸ばしなどに働く。

START

椅子に座り、マッサージする側の足にどちらか一方の手が届くように体を前に倒す。

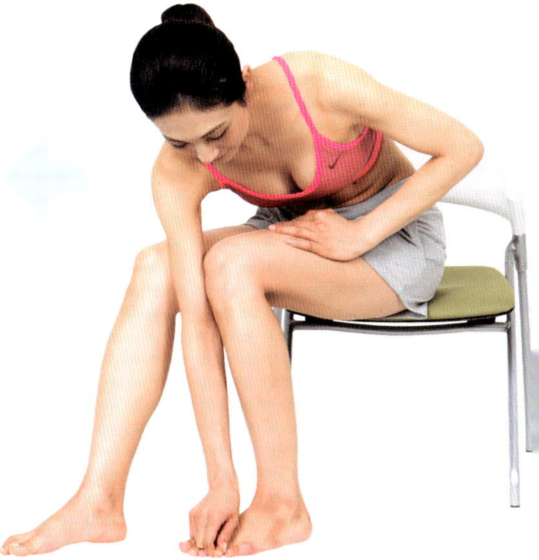

ツボ押し 1

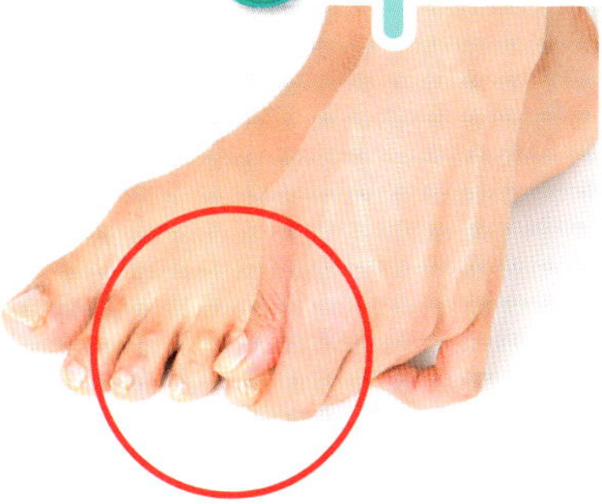

左右どちらかの手で足の小指を握り、内至陰を親指で強く押して刺激する。

ツボ押し 2

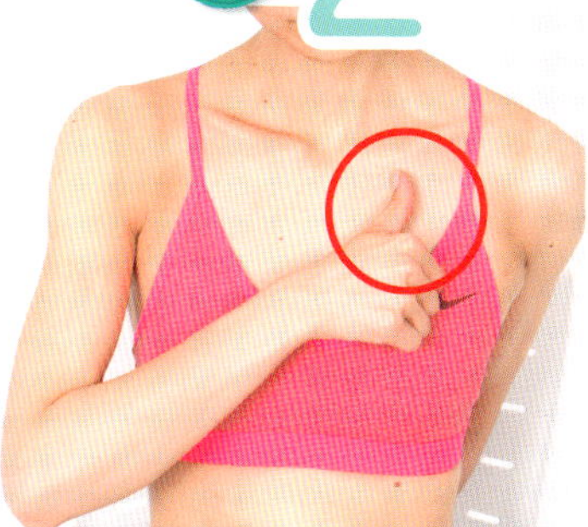

鎖骨にある兪府を、ツボの位置とは逆側の手の親指で押す。

マッサージ 3

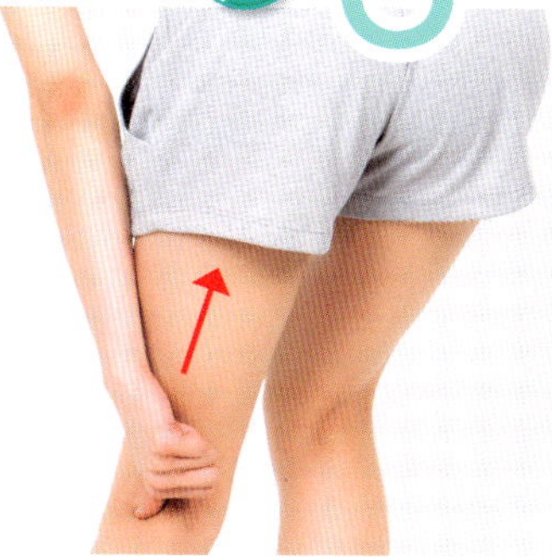

マッサージする脚と同側の手の親指全体を使って、後ろももをひざ側からお尻に向かってこする。

せり出したももを引き締める

前もも ①

こんな人におすすめ!

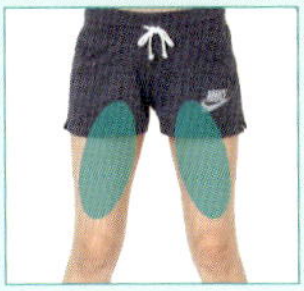

○ 太ももがたくましく見える
○ 前ももが冷たく感じる

スポーツをしている人が太くなりがちな前もも。
油断しているとすぐにたるむのでしっかりケアを。

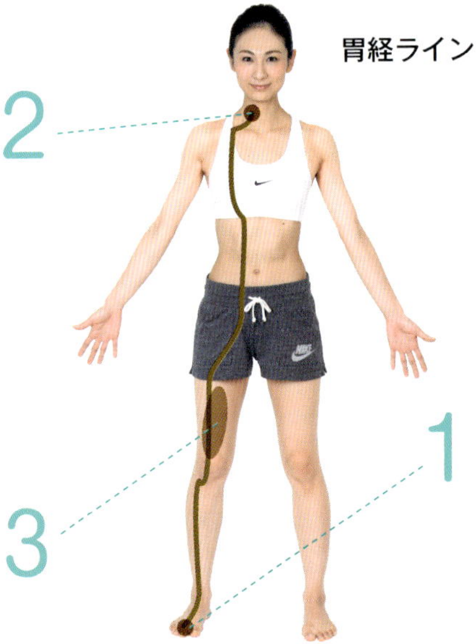

始まりのツボ 1

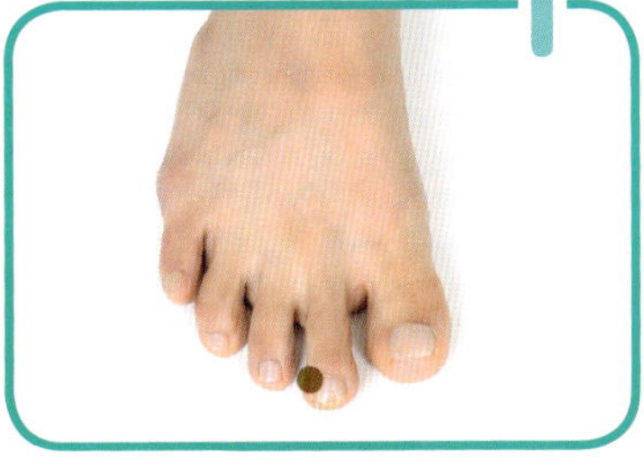

厲兌（れいだ）

前ももを引き締める胃経ラインの始まりのツボは「厲兌」。人さし指の爪の生え際、中指側の角から外側2mmくらいのところにある。

【効能】胃痛、食欲抑制、胃もたれ、二日酔いなど、胃腸系に効果がある。

ほぐす筋肉 3

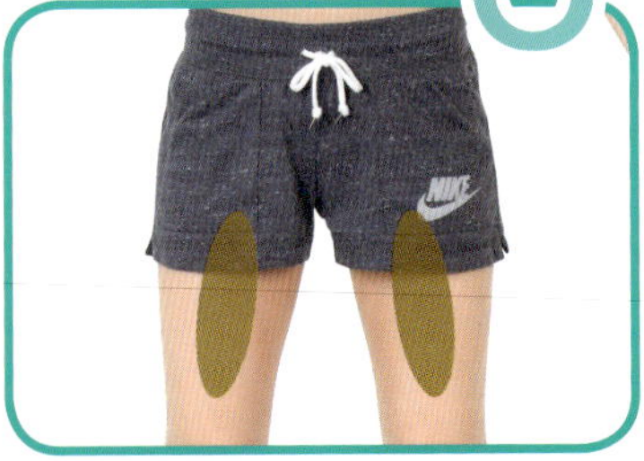

大腿四頭筋（だいたいしとうきん）

前ももを引き締めるためにほぐすい胃経ラインの筋肉は、太ももの前側にある「大腿四頭筋」。強い力を生む大きな筋肉である。

【働き】大腿四頭筋はひざ関節を曲げたり伸ばしたりするときに働く筋肉群の総称で、この筋肉が硬くなると、ひざを痛める原因にもなる。

終わりのツボ 2

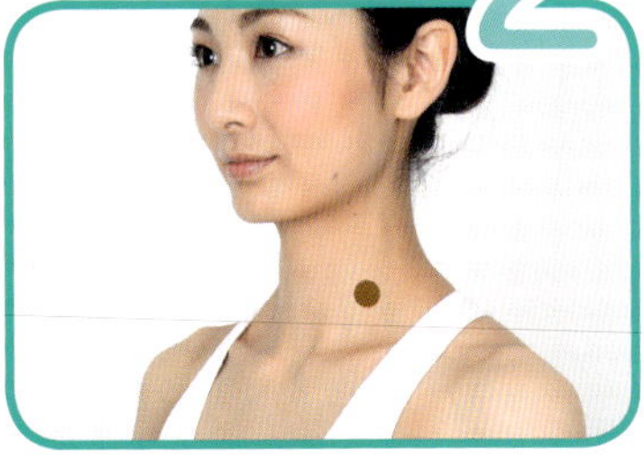

人迎（じんげい）

前ももを引き締める胃経ラインの終わりのツボは「人迎」。のどぼとけの中心から指２本分外側にある。

【効能】高血圧、のどの痛みや腫れ、せき、ぜん息、声のかすれなどに効果がある。

START

床に座り、マッサージする側のひざを立て、その足に逆側の手を伸ばす。

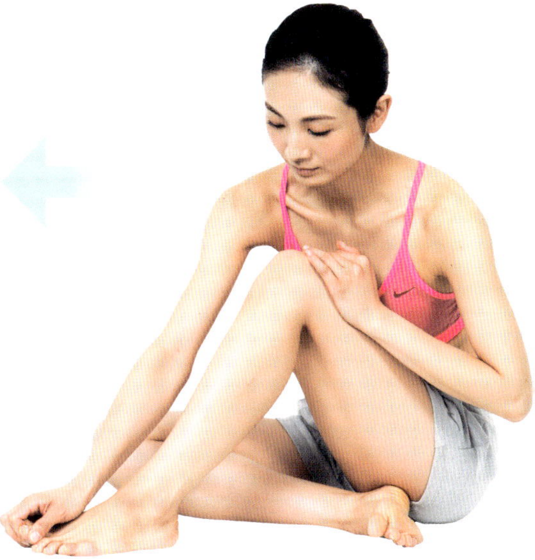

ツボ押し 1

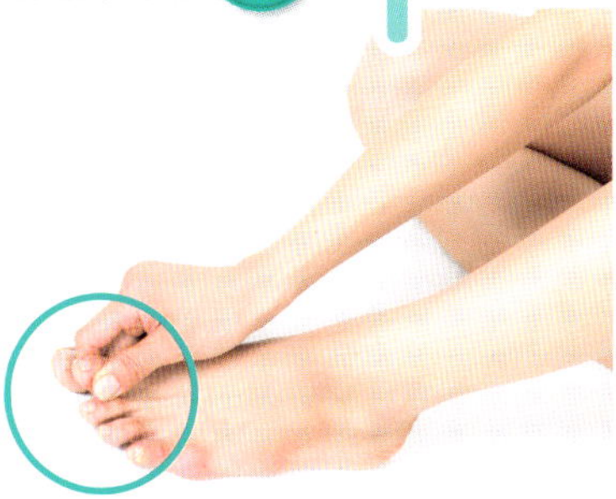

手で足の人さし指を握り、厲兌を親指で強く押して刺激する。

ツボ押し 2

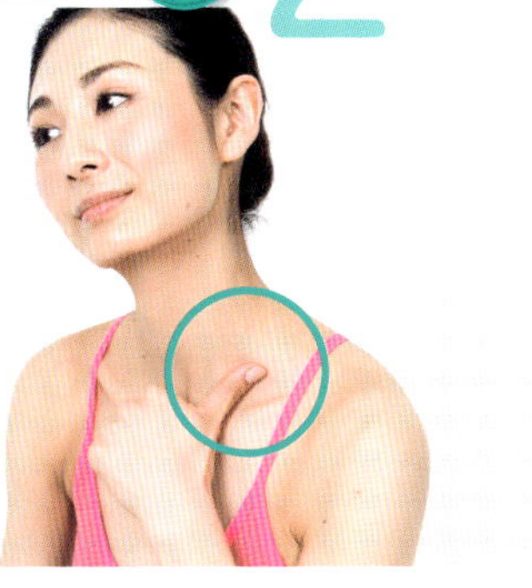

首の付け根にある人迎を、ツボの位置と同側の手の親指で押す。

マッサージ 3

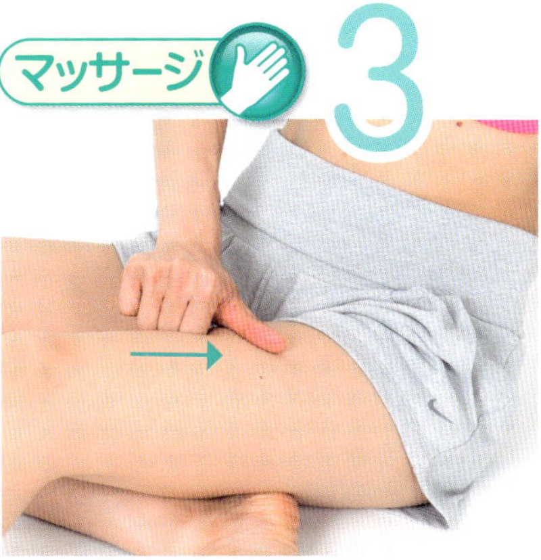

マッサージする脚とは逆側の手の親指全体を使って、前ももをひざ側から股関節に向かってこする。

せり出したももを引き締める

前もも ②

前ももを引き締める２つ目のラインは脾臓経ライン。
こって硬くなった部位をほぐしてあげましょう。

こんな人におすすめ！

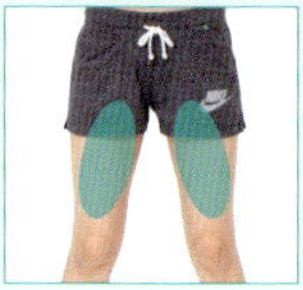

○ 太ももがたくましく見える
○ 前ももが冷たく感じる

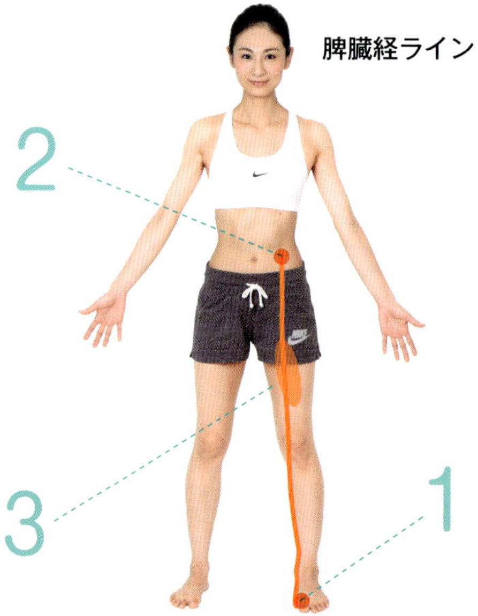

始まりのツボ 1

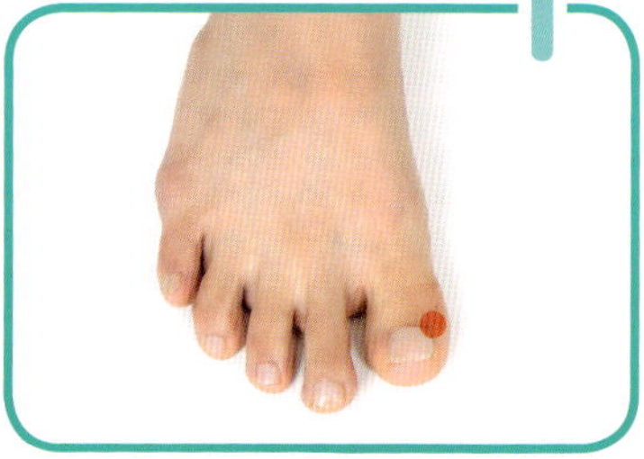

隠白（いんぱく）

前ももを引き締める脾臓経ラインの始まりのツボは「隠白」。親指の爪の生え際、外側にある。

【効能】便秘、食欲不振、消化不良、婦人病（生理痛や生理不順など）、貧血、乗り物酔いなどに効果がある。

ほぐす筋肉 3

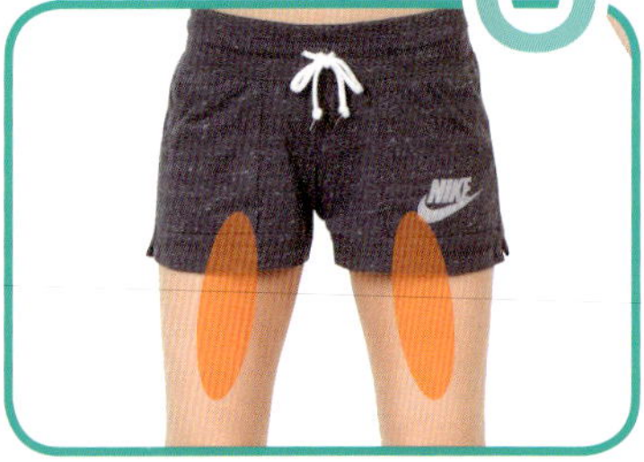

大腿四頭筋（だいたいしとうきん）

前ももを引き締めるためにほぐす脾臓経ラインの筋肉は、太ももの前側にある「大腿四頭筋」。強い力を生む大きな筋肉である。

【働き】大腿四頭筋はひざ関節を曲げたり伸ばしたりするときに働く筋肉群の総称で、この筋肉が硬くなると、ひざを痛める原因にもなる。

終わりのツボ 2

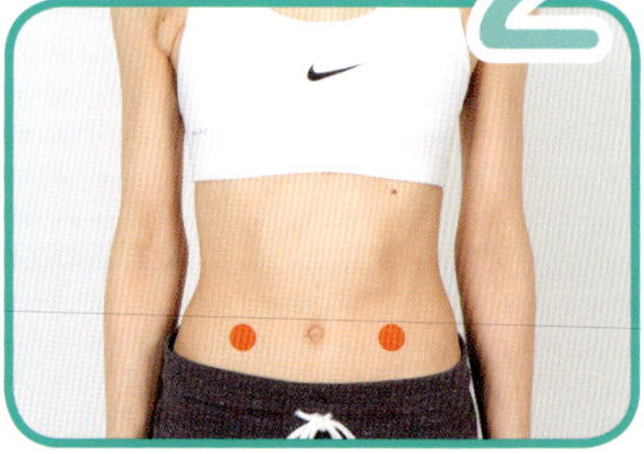

大横（だいおう）

前ももを引き締める脾臓経ラインの終わりのツボは「大横」。お腹のへそのライン の、乳頭から真下に下ろしたところにある。

【効能】便秘、腹痛、下痢などに効果がある。腸の血流と働きを活発にし、とくに便秘に効果がある。

START

椅子に座り、マッサージする側の足を、もう片方のひざの上に乗せる。

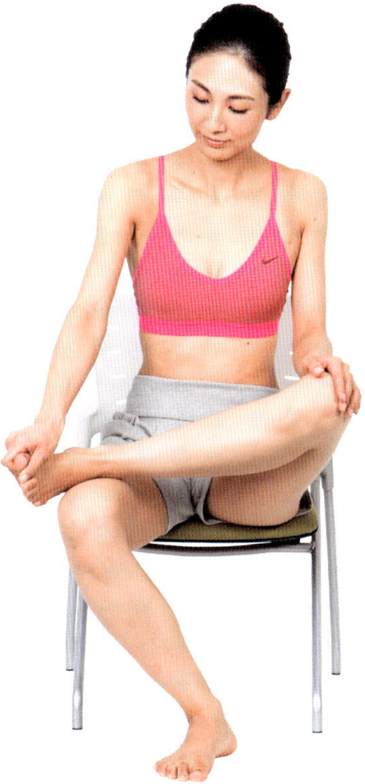

ツボ押し 1

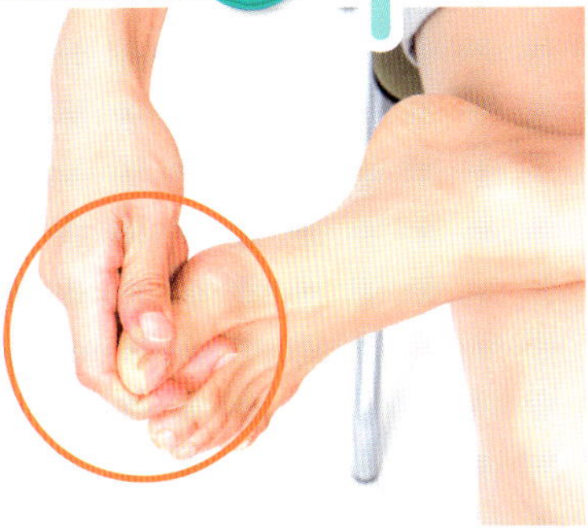

ひざの上に乗せた足とは逆側の手で足の親指を握り、隠白を親指で強く押して刺激する。

ツボ押し 2

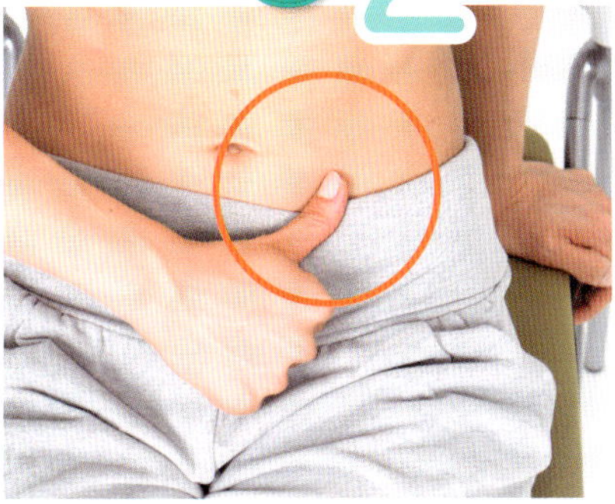

おへそのラインにある大横を、ツボの位置とは逆側の手の親指で強く押す。

マッサージ 3

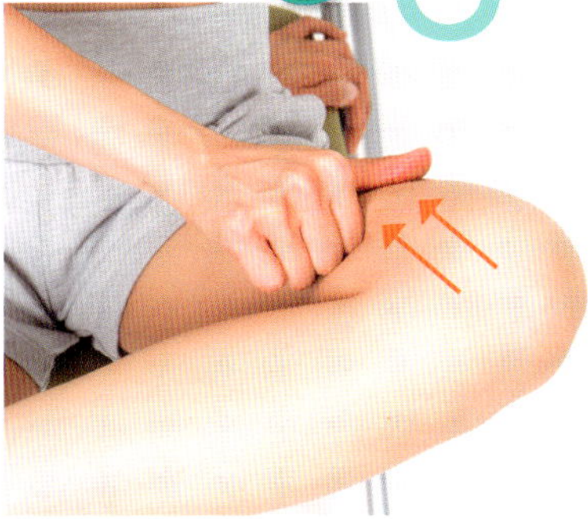

マッサージする脚とは逆側の手の親指全体を使って、前ももをひざ側から股関節に向かってこする。

外に張り出したももを引き締める

外もも

張り出すとスタイルが崩れて見える外もも。
マッサージですっきり改善しましょう。

こんな人におすすめ！

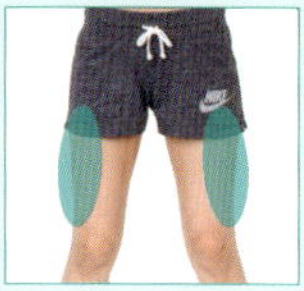

○ タイトスカートが入らない
○ 外ももが冷たく感じる

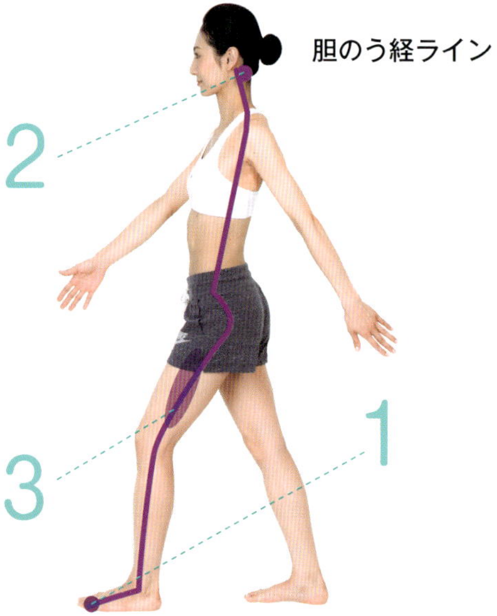

始まりのツボ 1

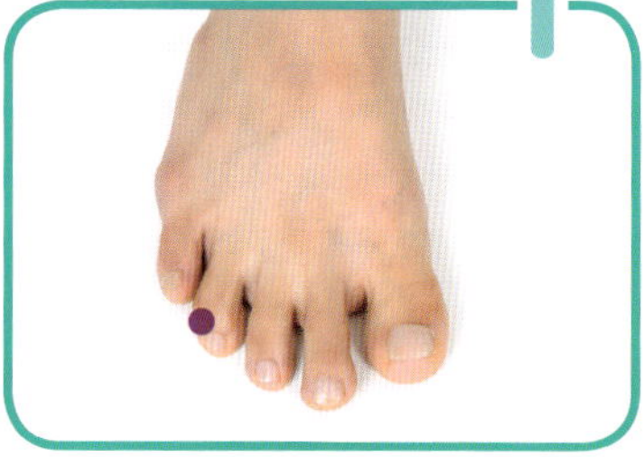

竅陰（きょういん）

外ももを引き締める胆のう経ラインの始まりのツボは「竅陰」。薬指の爪の生え際、小指側の角から外側2mmくらいのところにある。

【効能】頭痛、腹痛、ストレス、疲労解消、眼精疲労、肩こりなどに効果がある。

ほぐす筋肉 3

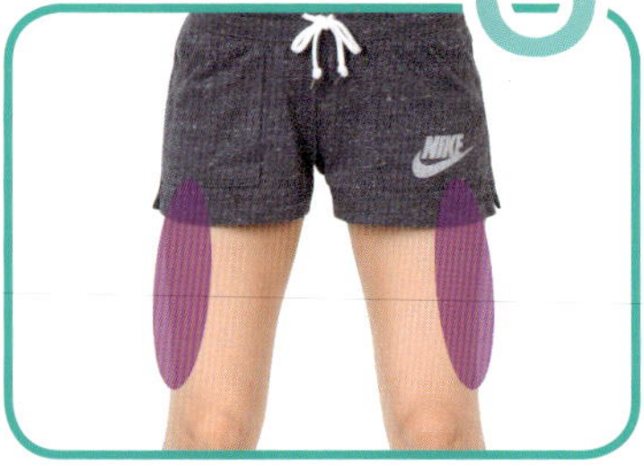

大腿筋膜張筋（だいたいきんまくちょうきん）

外ももを引き締めるためにほぐす筋肉は、太ももの外側にある「大腿筋膜張筋」。骨盤からひざまで伸びる腸脛靭帯に含まれる。

【働き】大腿筋膜張筋は股関節を外側に開いたり、つま先を内側に閉じるときなどに働く。筋肉が硬くなると姿勢の悪さにつながる。

終わりのツボ 2

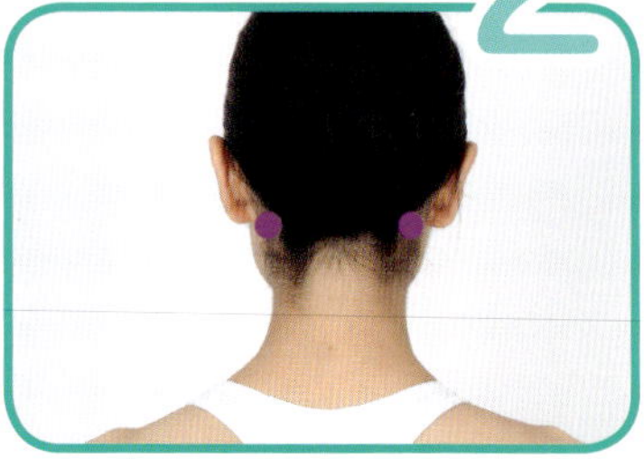

風池（ふうち）

外ももを引き締める胆のう経ラインの終わりのツボは「風池」。耳たぶの後ろの大きな骨の下側から水平に後頭部に向かって指２本分のところにある。

【効能】頭痛、肩こり、目の疲れなどに効果がある。風邪の症状や不眠症、二日酔いなどにも効果がある。

START

床に座り、マッサージする側のひざを立て、その足に同側の手を伸ばす。

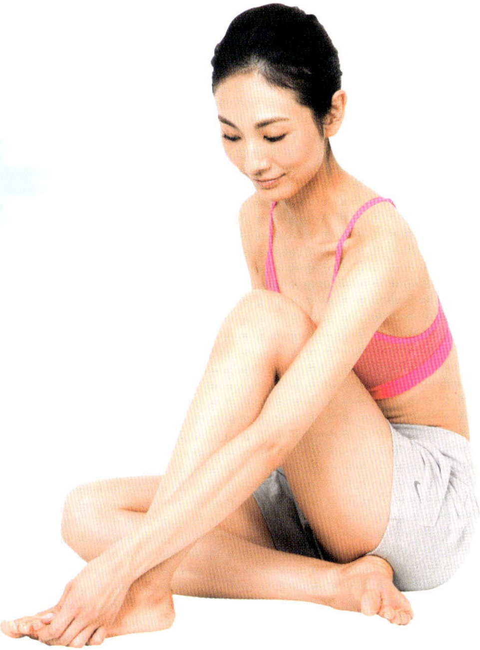

ツボ押し 1

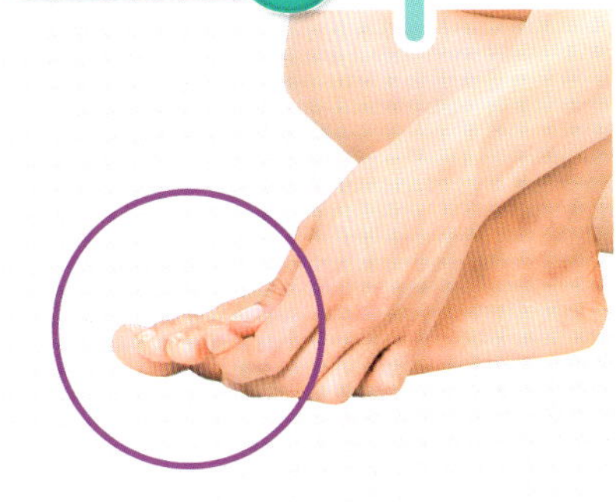

手で足の薬指を握り、竅陰を親指で強く押して刺激する。

ツボ押し 2

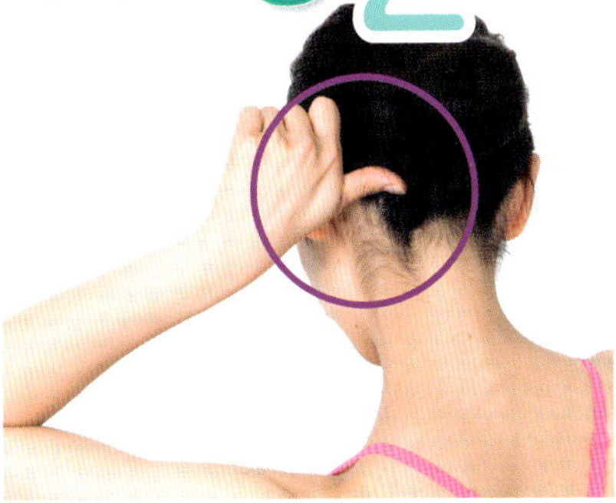

後頭部にある風池を、ツボの位置と同側の手の親指で押す。

マッサージ 3

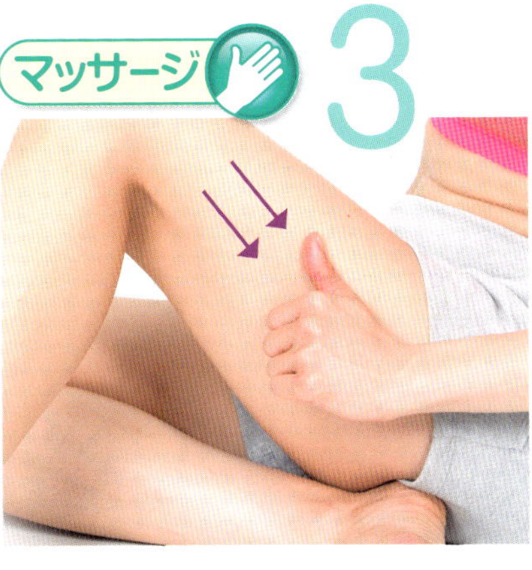

マッサージする脚と同側の手の親指全体を使って、外ももをひざ側から股関節に向かってこする。

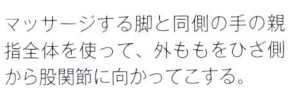

はみ出しをきっちりシャープにする

後ろもも

気がついたらついているセルライト。
念入り手入れですっきり解消しましょう。

こんな人におすすめ！

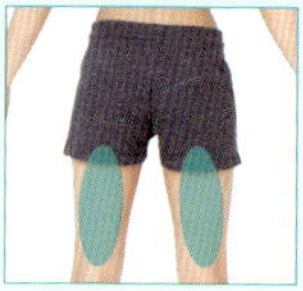

- ももがお尻からはみ出している
- ももに血管が浮いている

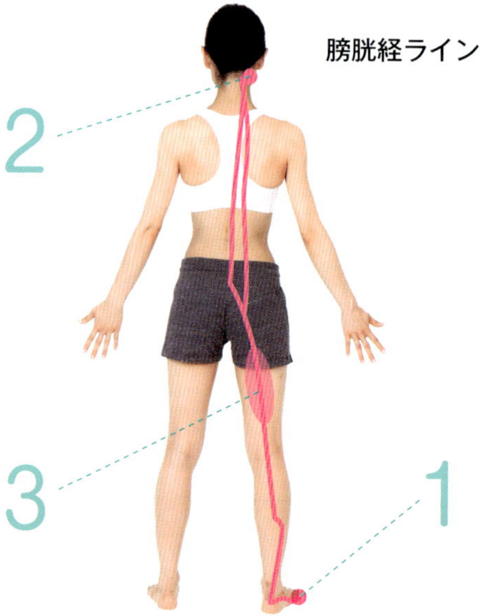

始まりのツボ 1

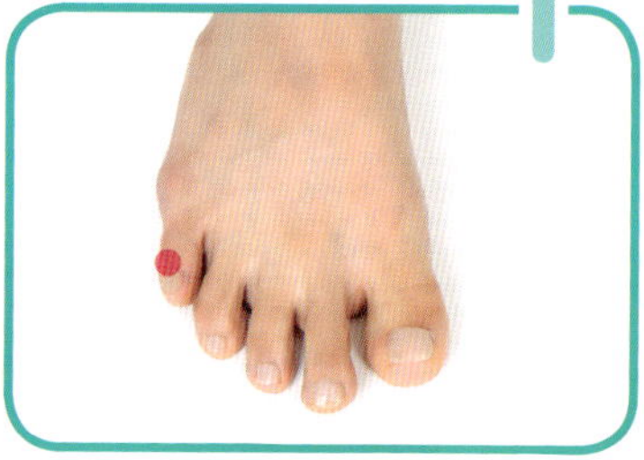

至陰（しいん）

後ろももをシャープにする膀胱経ラインの始まりのツボは「至陰」。小指の爪の生え際、外側にある。

【効能】腎臓の働きを活発にし、冷え性の改善、頭痛に効果がある。また集中力を高めるときにも効果がある。

ほぐす筋肉 3

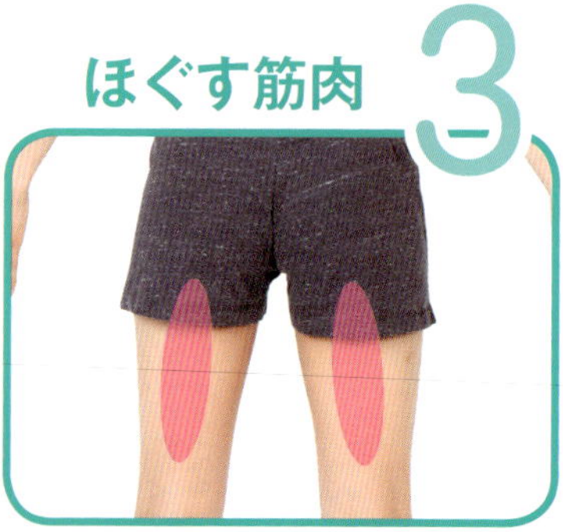

ハムストリング

後ろももをシャープにするためにほぐす筋肉は、太ももの裏側にある「ハムストリング」。下半身の動きに大きく影響する筋肉である。

【働き】ハムストリングは、大腿四頭筋の対になってひざの曲げ伸ばしなどに働く筋肉群で、よく使われるだけに故障しやすい部位である。

終わりのツボ 2

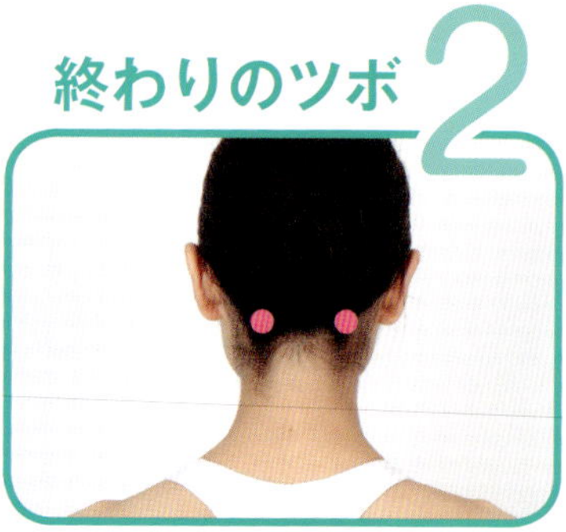

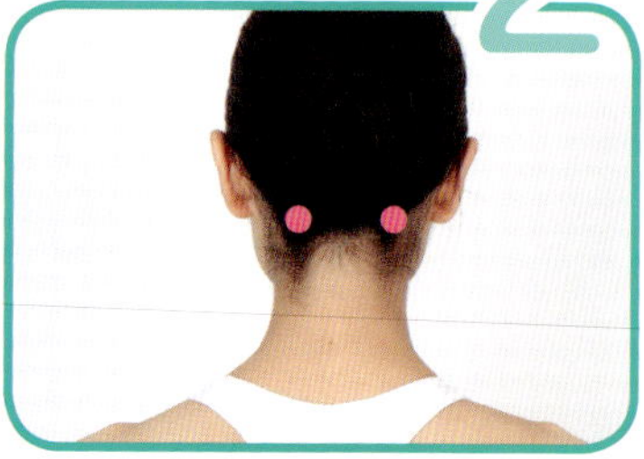

天柱（てんちゅう）

後ろももをシャープにする膀胱経ラインの終わりのツボは「天柱」。首と頭のつなぎ目の中央から左右に指1本分のところにある。

【効能】首のこり、頭痛、肩こり、全身のだるさ、目の疲れなどに効果がある。

START

床に座り、マッサージする側のひざを立て、その足に同側の手を伸ばす。

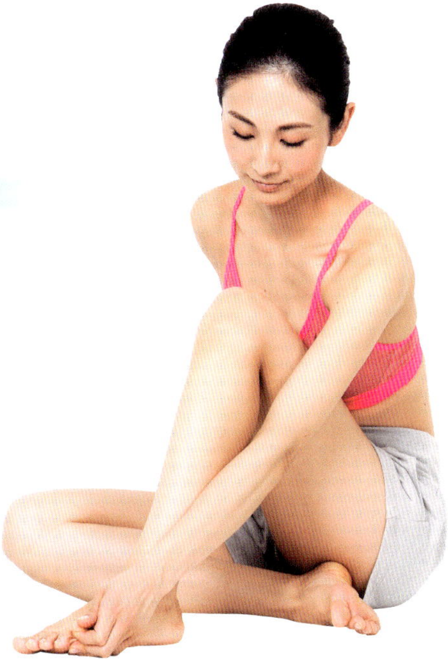

ツボ押し 1

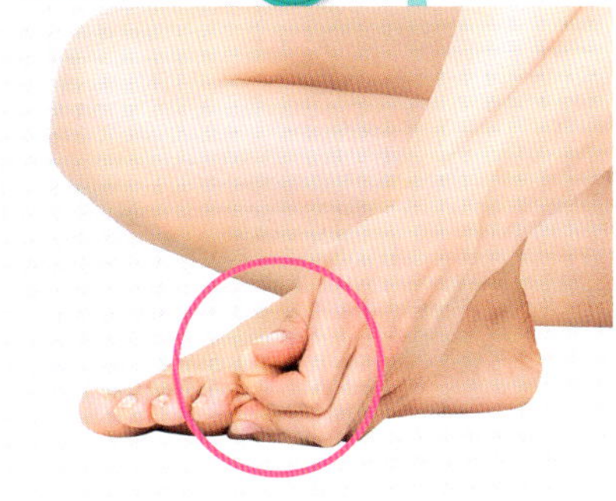

手で足の小指を握り、至陰を親指で強く押して刺激する。

ツボ押し 2

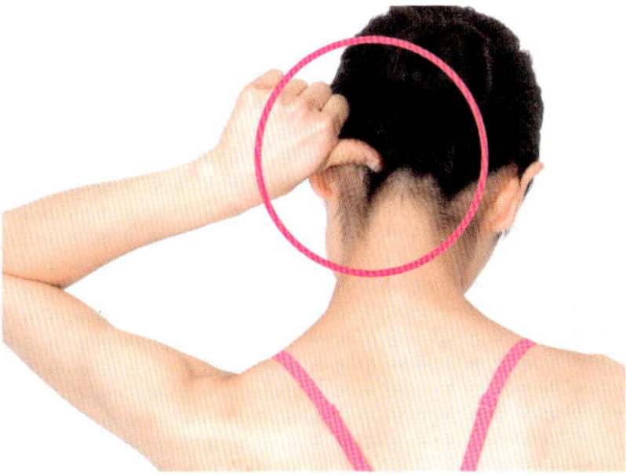

後頭部にある天柱を、ツボの位置と同側の手の親指で押す。

マッサージ 3

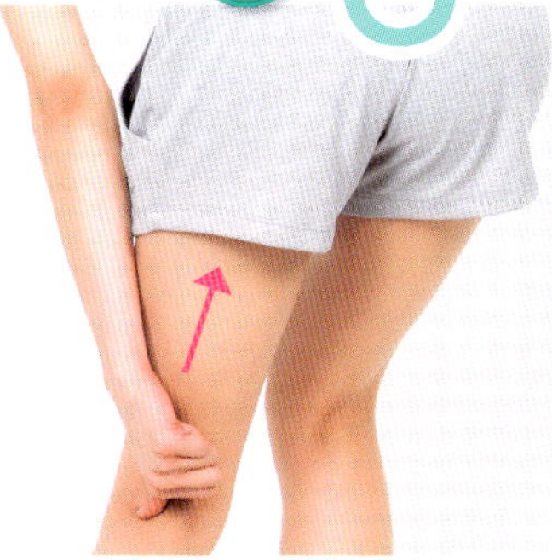

マッサージする脚と同側の手の親指全体を使って、後ろももをひざ側からお尻に向かってこする。

くずれたヒップをスッキリさせる

お尻のふくらみ部分

デスクワークでくずれがちなお尻。
綺麗なヒップは美脚のポイントです。

こんな人におすすめ！

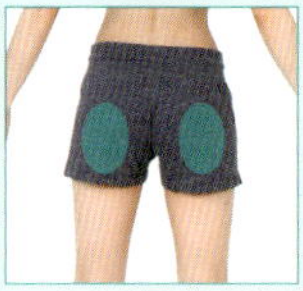

○ お尻が冷たく感じる
○ パンツがきついと感じる

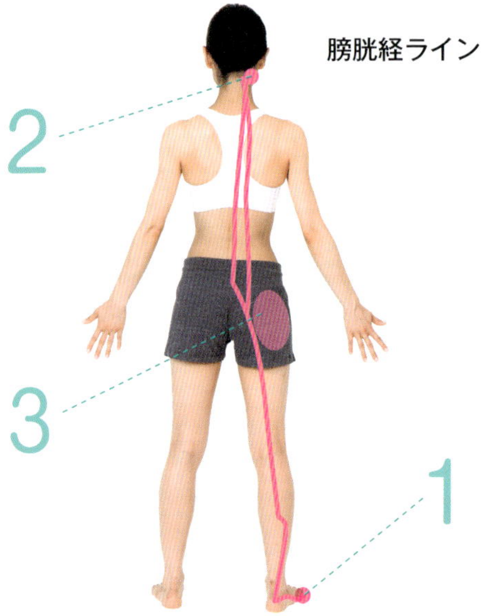

始まりのツボ 1

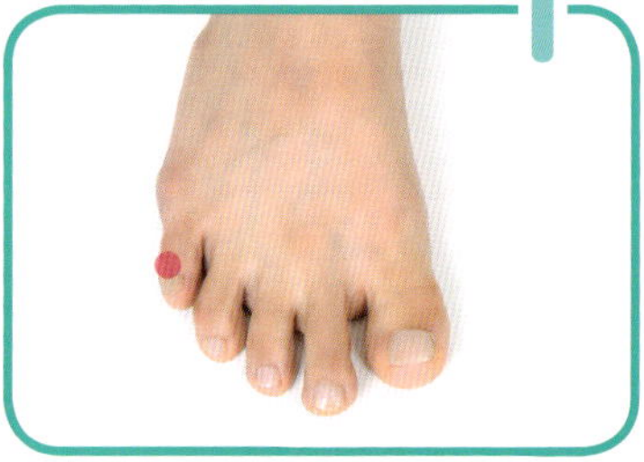

至陰（しいん）

お尻をスッキリさせる膀胱経ラインの始まりのツボは「至陰」。小指の爪の生え際、外側にある。

【効能】腎臓の働きを活発にし、冷え性の改善、頭痛に効果がある。また集中力を高めるときにも効果がある。

ほぐす筋肉 3

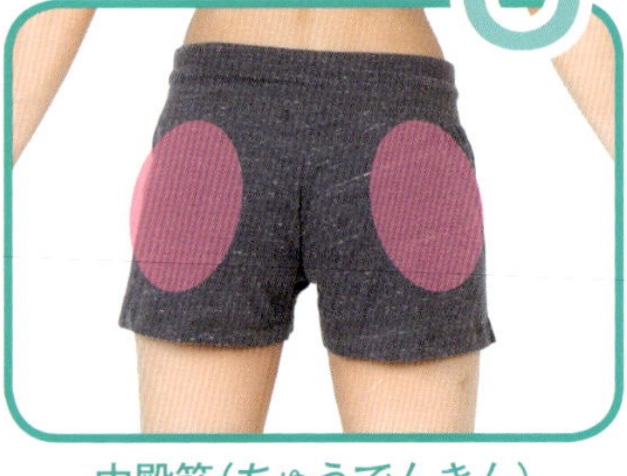

中殿筋（ちゅうでんきん）

お尻をスッキリさせるためにほぐす筋肉は、お尻の外側にある「中殿筋」。大殿筋という大きなお尻の筋肉の奥側にある。

【働き】中殿筋は脚を外側に開くときに働く。歩く、走るといった片足が浮いた状態になるときにバランスをとってくれる。

終わりのツボ 2

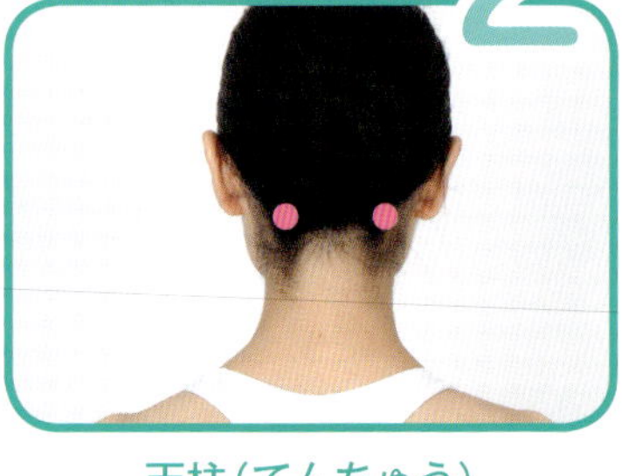

天柱（てんちゅう）

お尻をスッキリさせる膀胱経ラインの終わりのツボは「天柱」。首と頭のつなぎ目の中央から左右に指1本分のところにある。

【効能】首のこり、頭痛、肩こり、全身のだるさ、目の疲れなどに効果がある。

START

床に座り、マッサージする側のひざを立て、その足に同側の手を伸ばす。

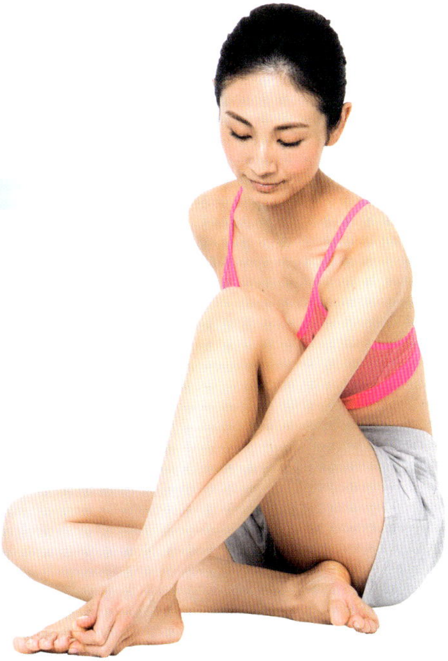

ツボ押し 1

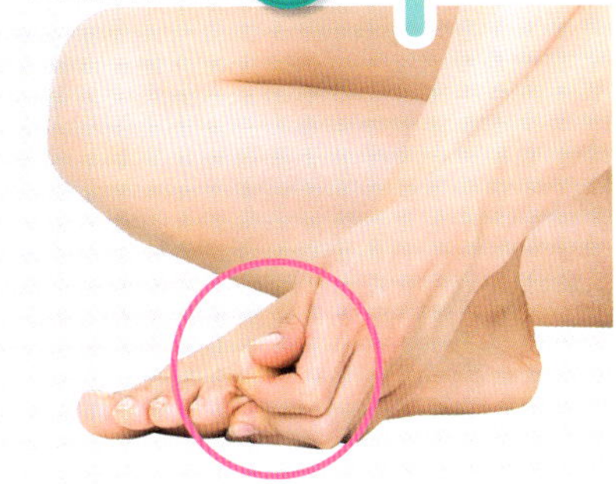

手で足の小指を握り、至陰を親指で強く押して刺激する。

ツボ押し 2

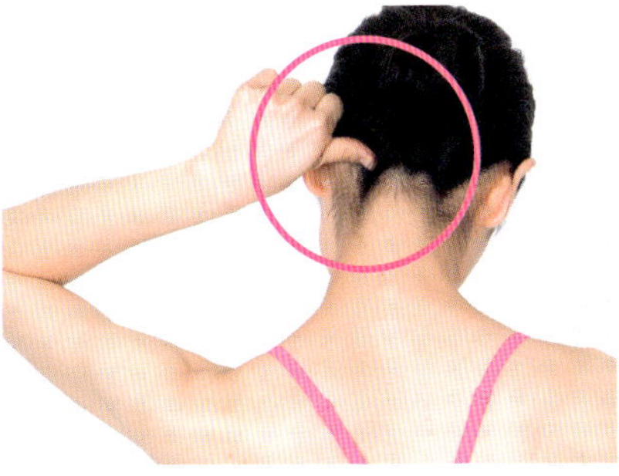

後頭部にある天柱を、ツボの位置と同側の手の親指で押す。

マッサージ 3

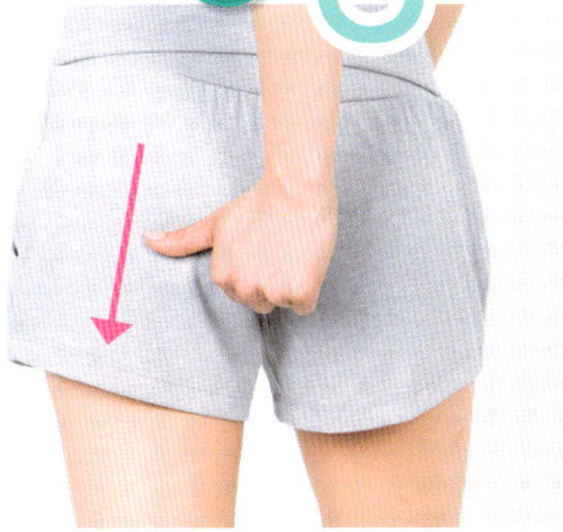

マッサージする側のお尻と同側の手の親指全体を使って、上から下に向かってこする。

あいまいなラインをスッキリさせる

お尻と太ももの境界部分 ①

骨盤がゆがむと脂肪がつきやすい境界部分。
スッキリさせてたれ尻を解消しましょう。

こんな人におすすめ!

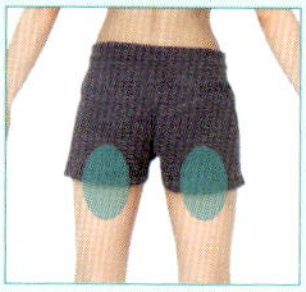

- ○ どこからお尻なのかわからない
- ○ 境界部分が黒ずんでいる

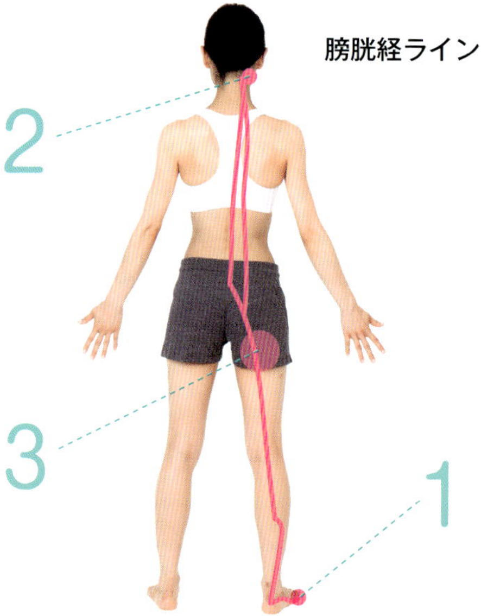

始まりのツボ 1

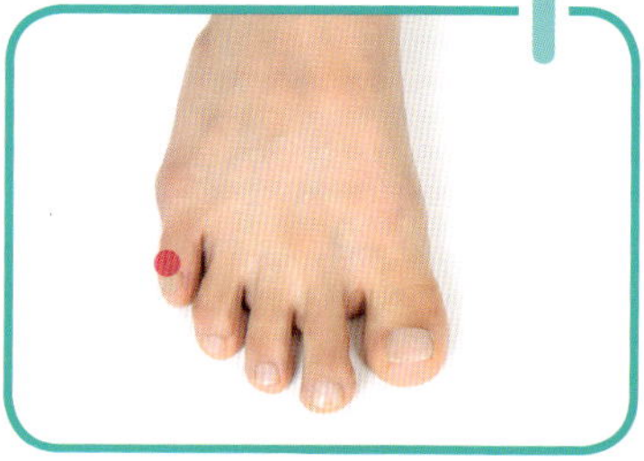

至陰（しいん）

お尻をスッキリさせる膀胱経ラインの始まりのツボは「至陰」。小指の爪の生え際、外側にある。

【効能】腎臓の働きを活発にし、冷え性の改善、頭痛に効果がある。また集中力を高めるときにも効果がある。

ほぐす筋肉 3

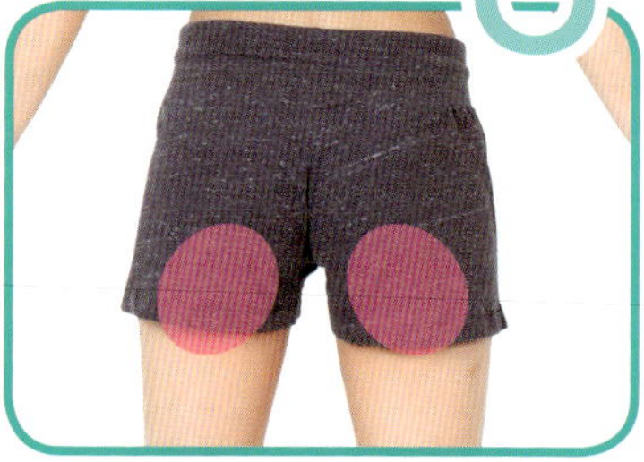

大殿筋（だいでんきん）

お尻をスッキリさせるためにほぐす膀胱経ラインの筋肉は、お尻にある「大殿筋」。お尻にあるもっとも大きな筋肉である。

【働き】大殿筋は、股関節を後ろに伸ばしたり、外にひねるときに働き。大殿筋の下に中殿筋がある。

終わりのツボ 2

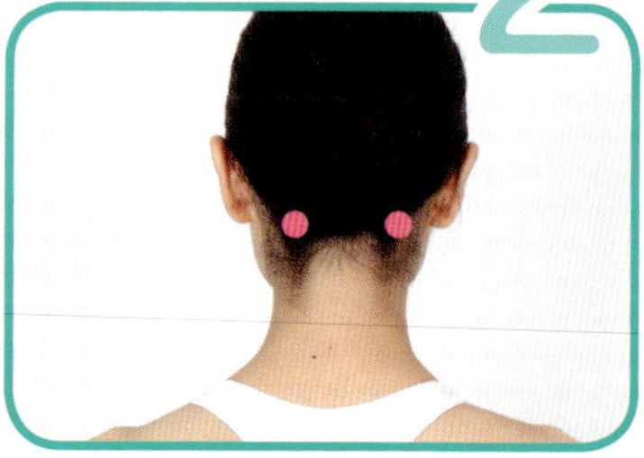

天柱（てんちゅう）

お尻をスッキリさせる膀胱経ラインの終わりのツボは「天柱」。首と頭のつなぎ目の中央から左右に指1本分のところにある。

【効能】首のこり、頭痛、肩こり、全身のだるさ、目の疲れなどに効果がある。

START

床に座り、マッサージする側のひざを立て、その足に同側の手を伸ばす。

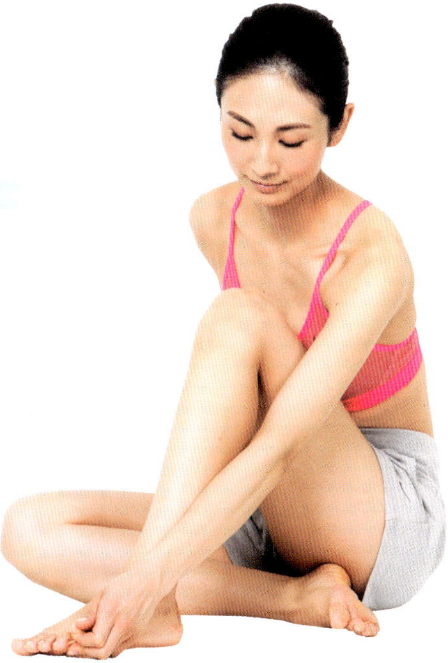

ツボ押し 1

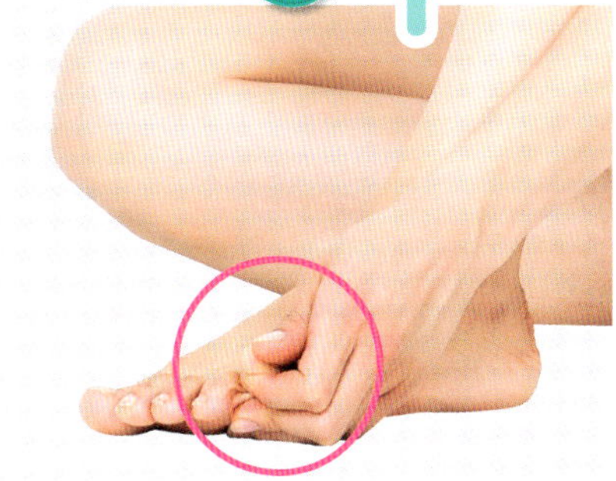

手で足の小指を握り、至陰を親指で強く押して刺激する。

ツボ押し 2

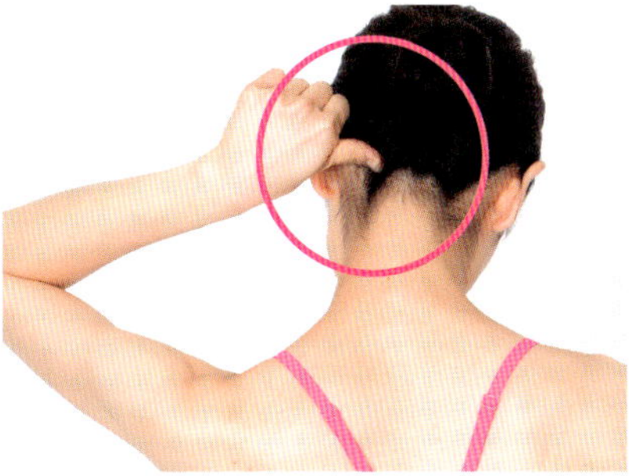

後頭部にある天柱を、ツボの位置と同側の手の親指で押す。

マッサージ 3

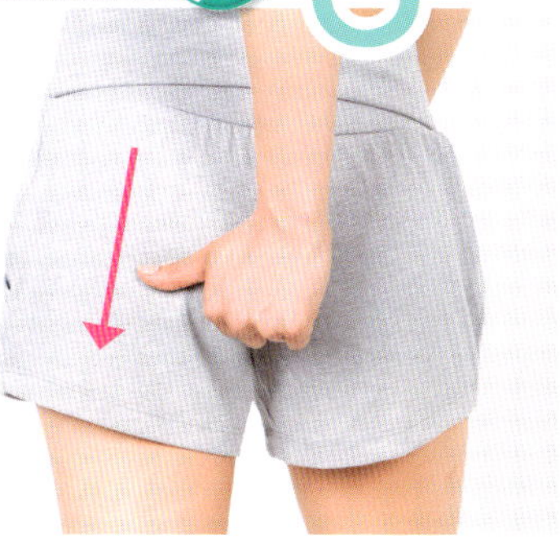

マッサージする側のお尻と同側の手の親指全体を使って、上から下に向かってこする。

あいまいなラインをスッキリさせる

お尻と太ももの境界部分 ②

境界線をスッキリさせる２つ目のラインは腎臓経ライン。
あいまいな境界線は早期対策が肝心です。

こんな人におすすめ！

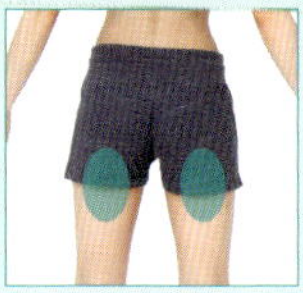

○ どこからお尻なのかわからない
○ 境界部分が黒ずんでいる

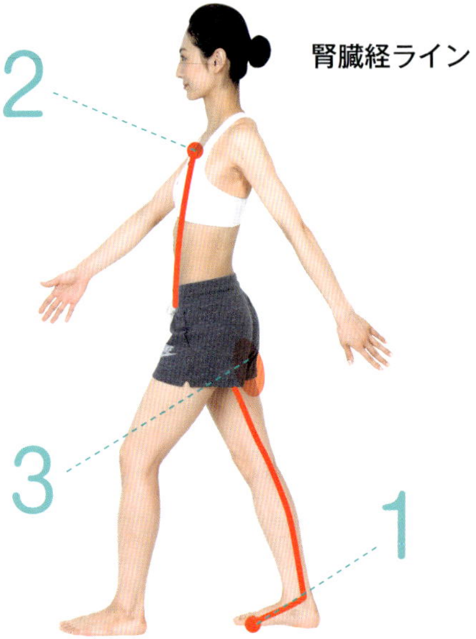

始まりのツボ 1

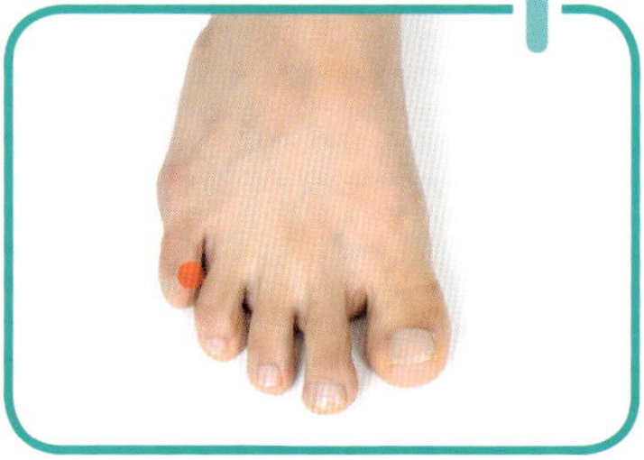

内至陰（ないしいん）

お尻をスッキリさせる腎臓経ラインの始まりのツボは「内至陰」。小指の爪の生え際、薬指側の角から内側に2mmくらいのところにある。

【効能】腎臓の機能を助けるツボで、だるさ、精神疲労などを回復させる効果がある。

ほぐす筋肉 3

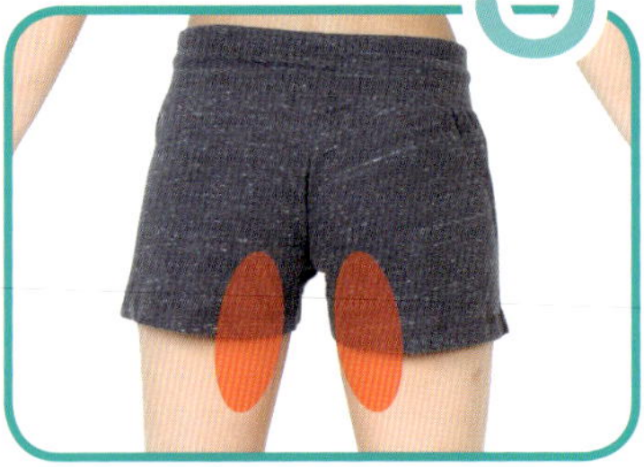

半腱・半膜様筋（はんけん・はんまくようきん）

お尻をスッキリさせるためにほぐす腎臓系ラインの筋肉は、太ももの裏側にある「半腱様筋」と「半膜様筋」。ハムストリングの一部になる。

【働き】大腿二頭筋とともにハムストリングを構成し、大腿四頭筋と対になって、ひざの曲げ伸ばしなどに働く。

終わりのツボ 2

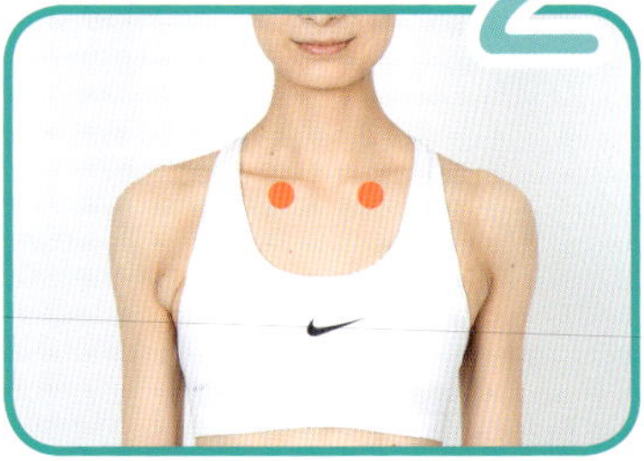

兪府（ゆふ）

お尻をスッキリさせる腎臓経ラインの終わりのツボは「兪府」。鎖骨の下の隆起している部分の、すぐ下のくぼみにある。

【効能】心臓疾患、ぜん息などに効果がある。体のだるさを解消し、ストレスを和らげてくれる。

START

椅子に座り、マッサージする側の足にどちらか一方の手が届くように体を前に倒す。

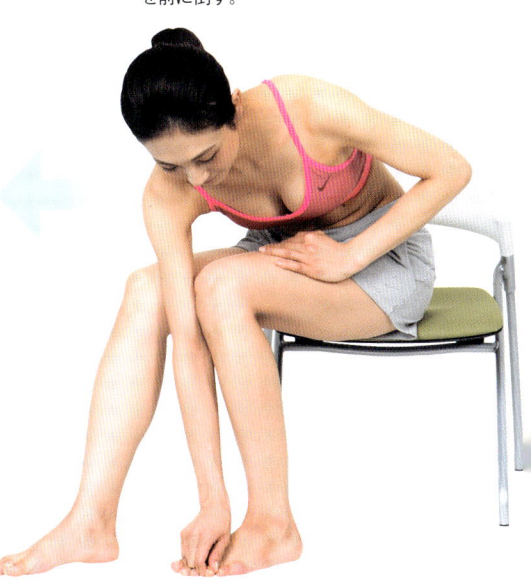

ツボ押し 1

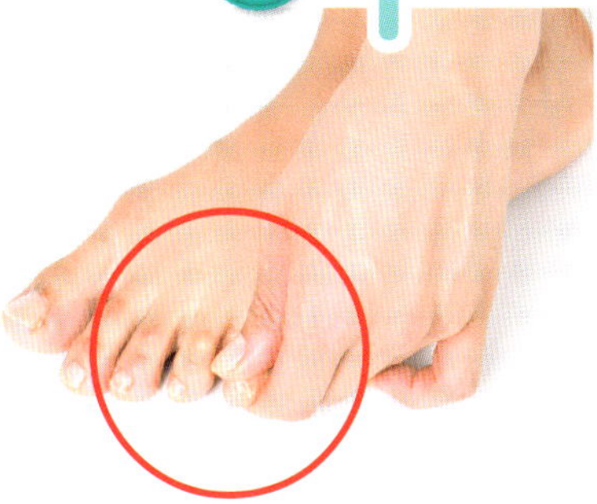

左右どちらかの手で足の小指を握り、内至陰を親指で強く押して刺激する。

ツボ押し 2

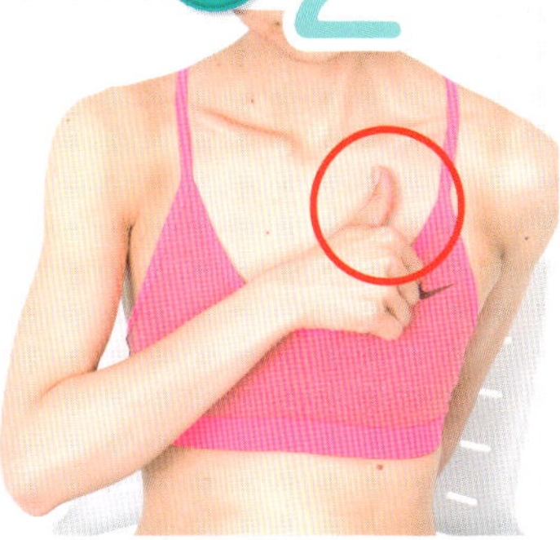

鎖骨にある兪府を、ツボの位置とは逆側の手の親指で押す。

マッサージ 3

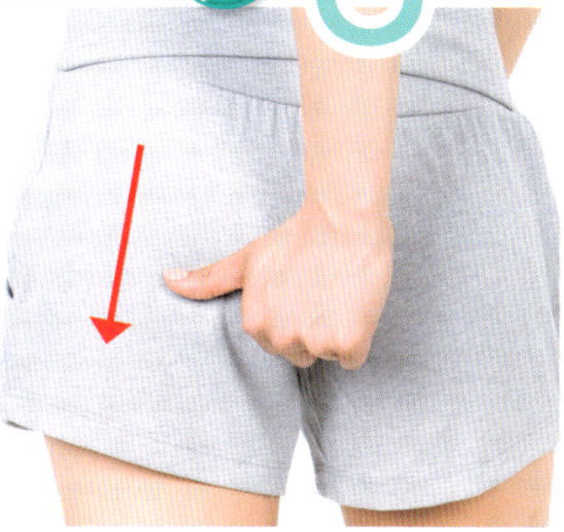

マッサージする側のお尻と同側の手の親指全体を使って、上から下に向かってこする。

リンパ節をほぐしてスッキリ ①

前ももと内もも

下半身のリンパが集まる鼠径部のリンパ節。
しっかりほぐして前もも、内ももをスッキリさせましょう。

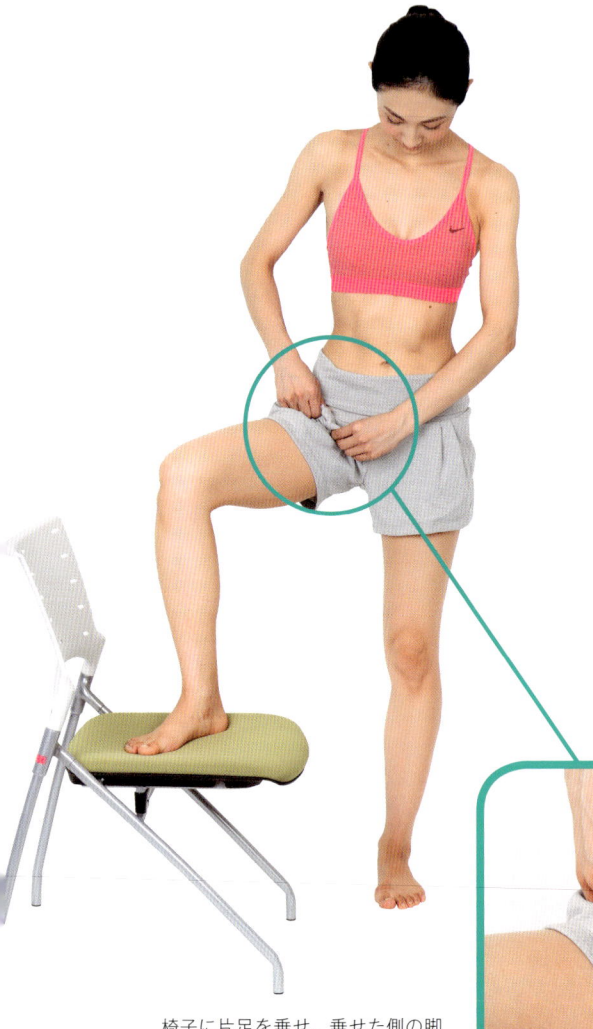

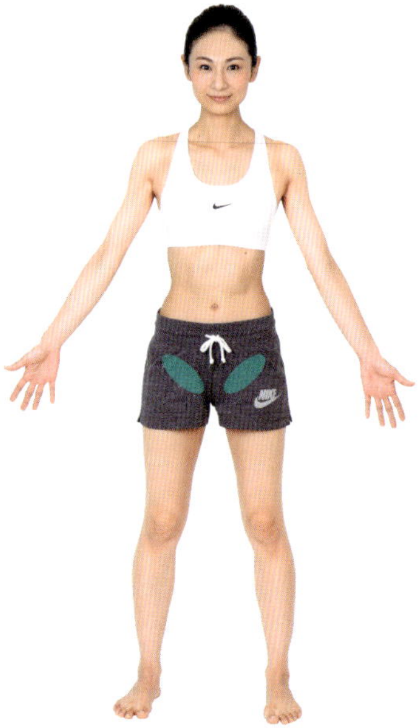

鼠径部リンパ

ここに老廃物や余分な水分が滞ると、下半身のたるみやむくみ、セルライト、冷え性などの原因になる。

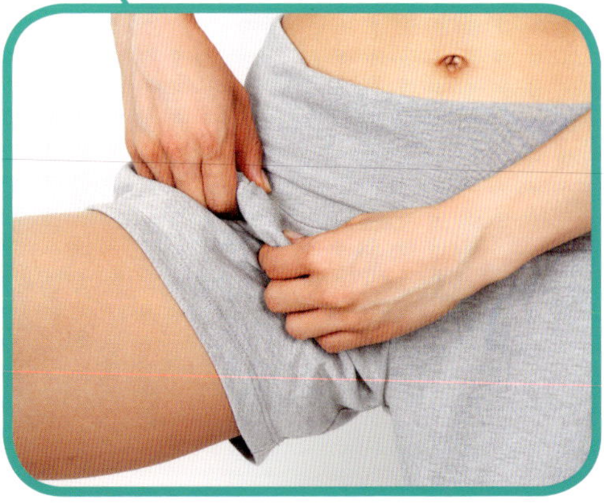

椅子に片足を乗せ、乗せた側の脚の股関節の内側のところを両手でつかんでリンパ節をほぐす。

PART ④

お 腹

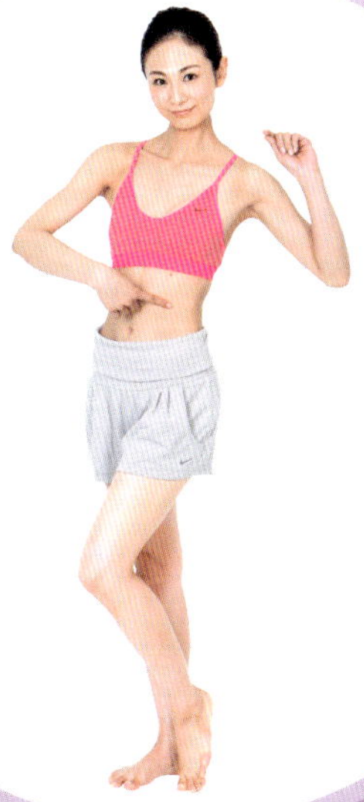

PART④でのツボ＆リンパマッサージのターゲットは「お腹」。下腹、上腹、わき腹とお腹の部位を3つに分類して各マッサージ方法を紹介します。狙った場所をきっちり絞り込んでいきましょう。

ぽっこりをスッキリさせる

下腹①

こんな人におすすめ！

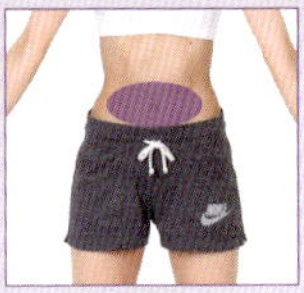

○ 下腹がぽっこり出ている
○ パンツにお肉がのっている

上から足元が見えないなんてカッコ悪い。
マッサージでしっかりお腹を凹ませましょう。

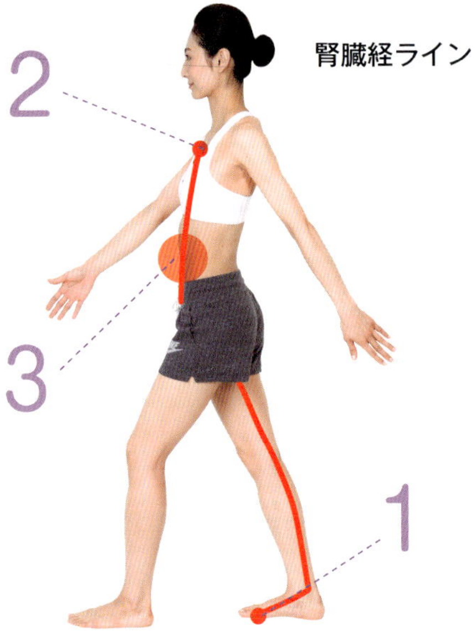

始まりのツボ 1

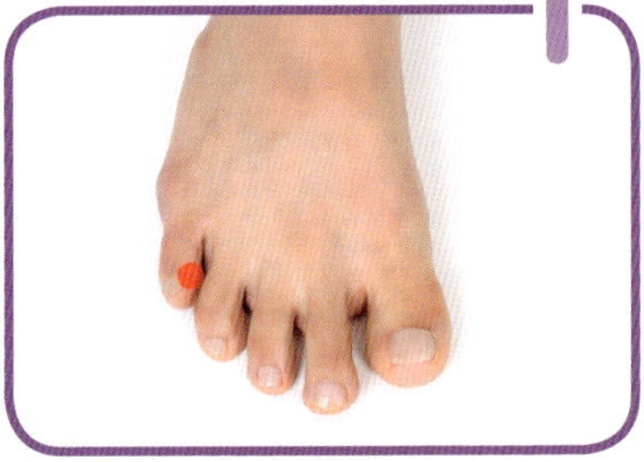

内至陰(ないしいん)

下腹をスッキリさせる腎臓経ラインの始まりのツボは「内至陰」。小指の爪の生え際、薬指側の角から内側に2mmくらいのところにある。

【効能】腎臓の機能を助けるツボで、だるさ、精神疲労などを回復させる効果がある。

ほぐす筋肉 3

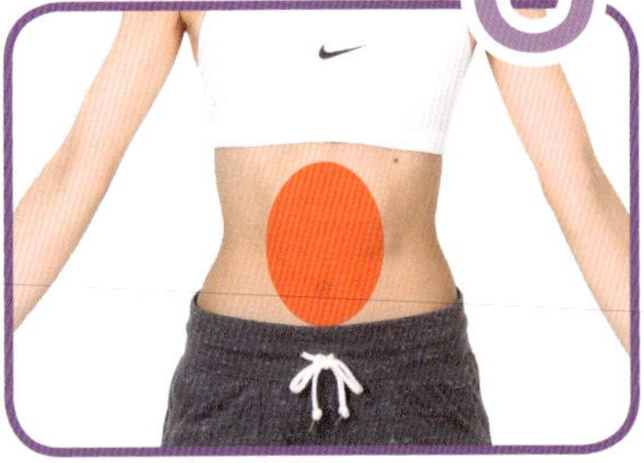

腹直筋(ふくちょくきん)

下腹をスッキリさせるためにほぐす腎臓経ラインの筋肉は、お腹の真ん中にある「腹直筋」。鍛えるだけでもダイエット効果が期待できる。

【働き】腹直筋は、胸郭を引き下げ、骨盤の前部分を引き上げる筋肉で、正しい姿勢を維持するために欠かせない筋肉である。

終わりのツボ 2

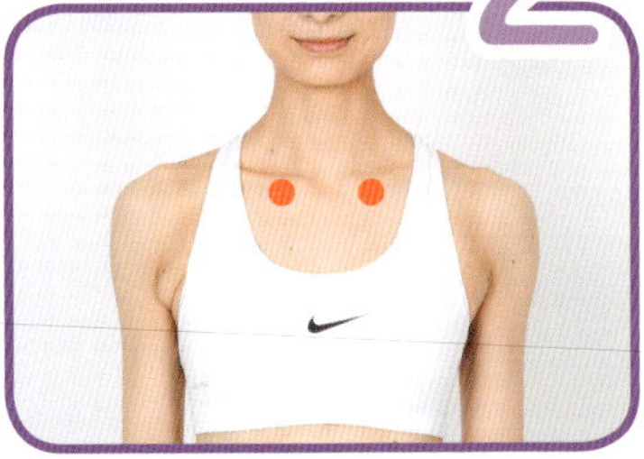

兪府(ゆふ)

下腹をスッキリさせる腎臓経ラインの終わりのツボは「兪府」。鎖骨の下の隆起している部分の、すぐ下のくぼみにある。

【効能】心臓疾患、ぜん息などに効果がある。体のだるさを解消し、ストレスを和らげてくれる。

START

椅子に座り、マッサージする側の足にどちらか一方の手が届くように体を前に倒す。

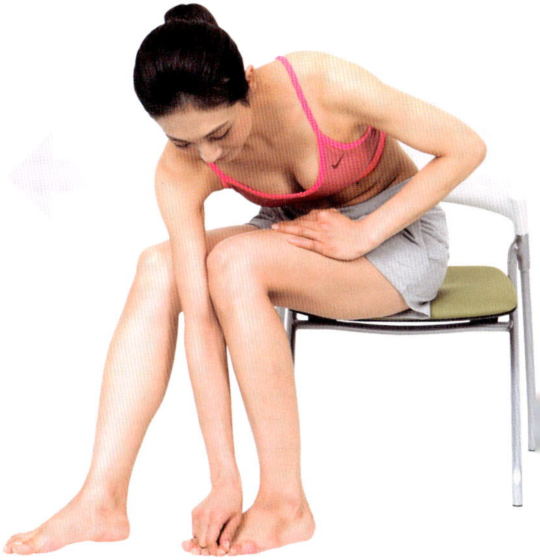

ツボ押し 1

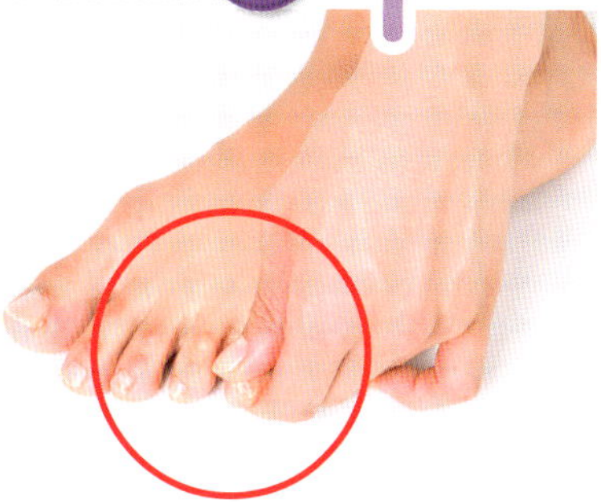

左右どちらかの手で足の小指を握り、内至陰を親指で強く押して刺激する。

ツボ押し 2

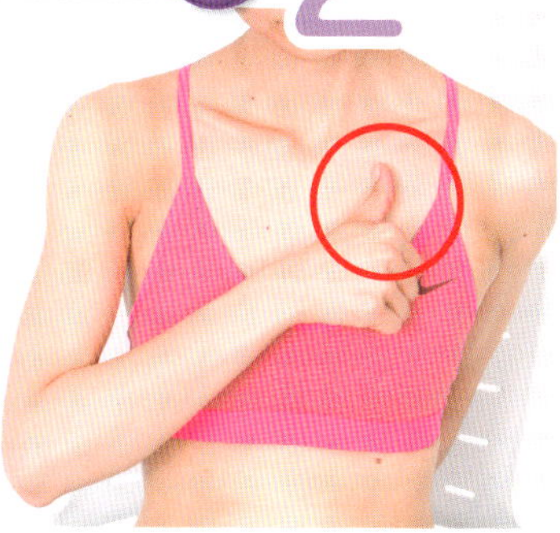

鎖骨にある兪府を、ツボの位置とは逆側の手の親指で押す。

マッサージ 3

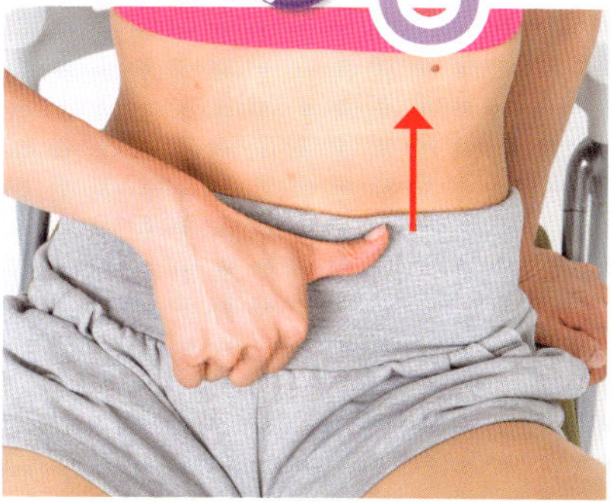

マッサージする場所とは逆側の手の親指全体を使って、下から上に向かってこする。

ぽっこりをスッキリさせる

下腹②

下腹をスッキリさせる2つ目のラインは胃経ライン。
のっているお肉を取り去りましょう。

こんな人におすすめ!

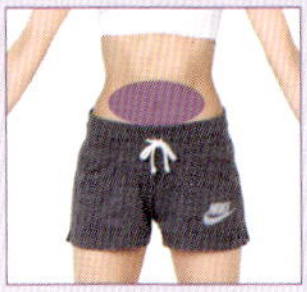

○ 下腹がぽっこり出ている
○ パンツにお肉がのっている

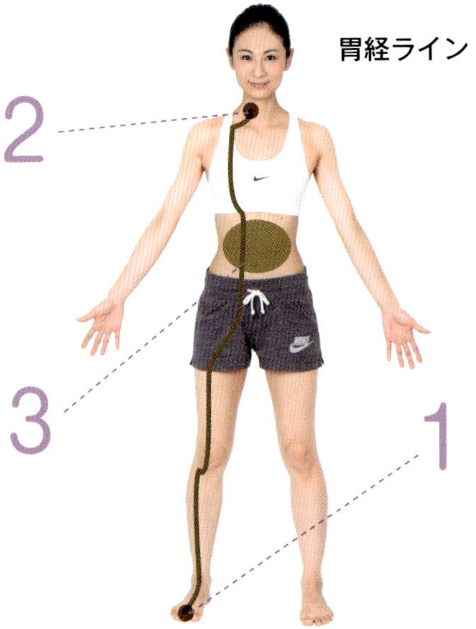

始まりのツボ 1

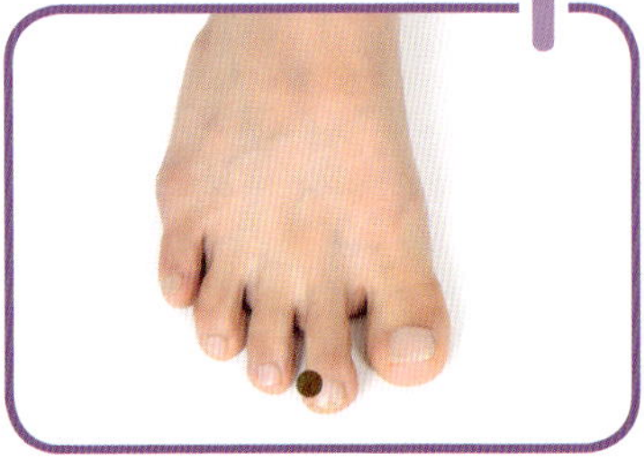

厲兌(れいだ)

下腹をスッキリさせる胃経ラインの始まりのツボは「厲兌」。人さし指の爪の生え際、中指側の角から外側2mmくらいのところにある。

【効能】胃痛、食欲抑制、胃もたれ、二日酔いなど、胃腸系に効果がある。

ほぐす筋肉 3

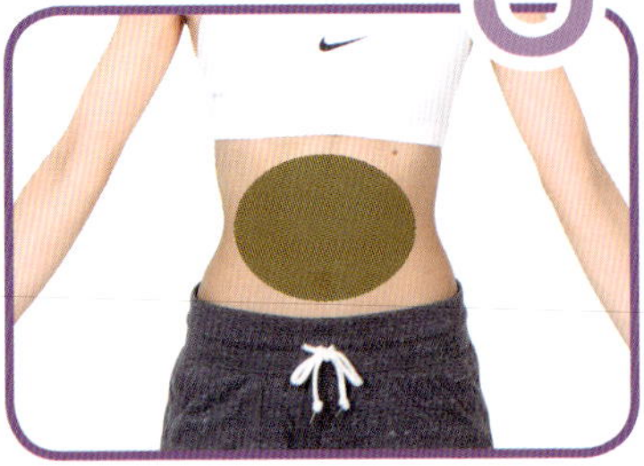

腹直筋(ふくちょくきん)・外腹斜筋(がいふくしゃきん)

下腹をスッキリさせるためにほぐす胃経ラインの筋肉は、お腹の真ん中にある「腹直筋」と横側にある「外腹斜筋」。

【働き】外腹斜筋は腹直筋とともに正しい姿勢を維持するために欠かせない筋肉で、内臓の位置を安定させるためにも働く。

終わりのツボ 2

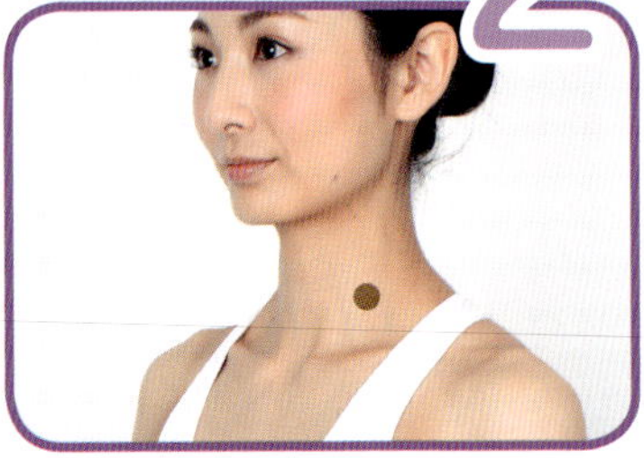

人迎(じんげい)

下腹をスッキリさせる胃経ラインの終わりのツボは「人迎」。のどぼとけの中心から指2本分外側にある。

【効能】高血圧、のどの痛みや腫れ、せき、ぜん息、声のかすれなどに効果がある。

START

床に座り、マッサージする側のひざを立て、その足に逆側の手を伸ばす。

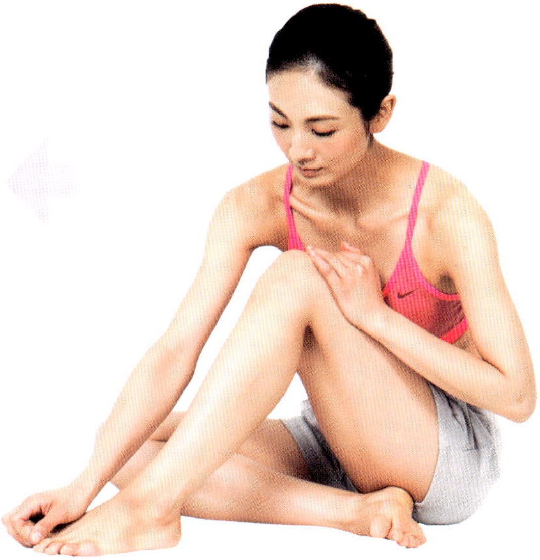

ツボ押し 1

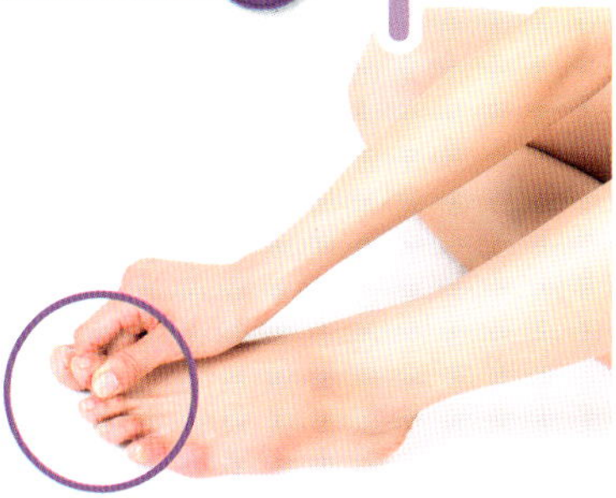

手で足の人さし指を握り、厲兌を親指で強く押して刺激する。

ツボ押し 2

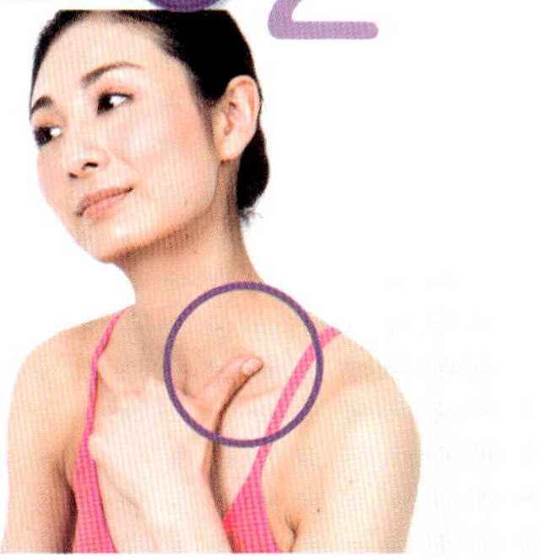

首の付け根にある人迎を、ツボの位置と同側の手の親指で押す。

マッサージ 3

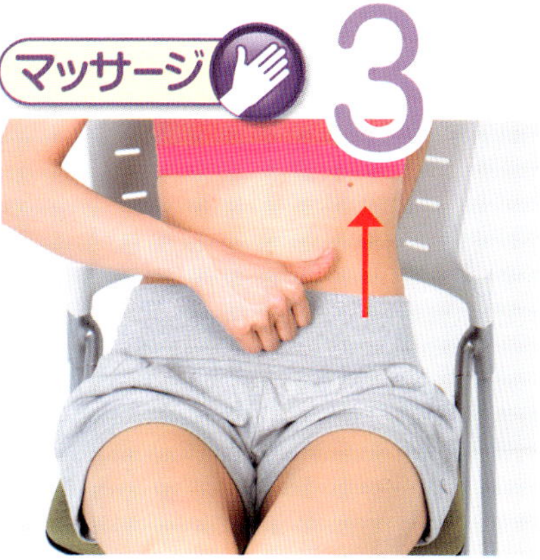

マッサージする場所とは逆側の手の親指全体を使って、下から上に向かってこする。

ぷよぷよお腹をスッキリさせる

上腹 ①

筋肉が支えきれなくなると出てくるお腹。
ぼってり分厚くなる前にしっかりケアしましょう。

こんな人におすすめ！

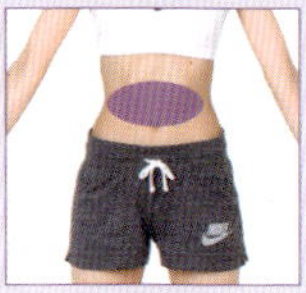

- ○ 上腹が硬くなっている
- ○ 上から足元が見えない

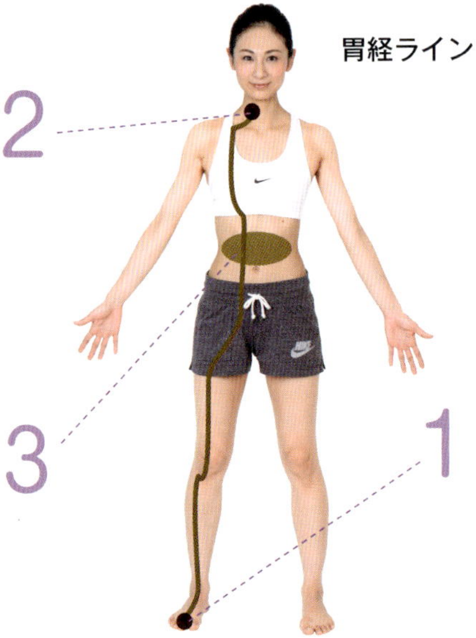

始まりのツボ 1

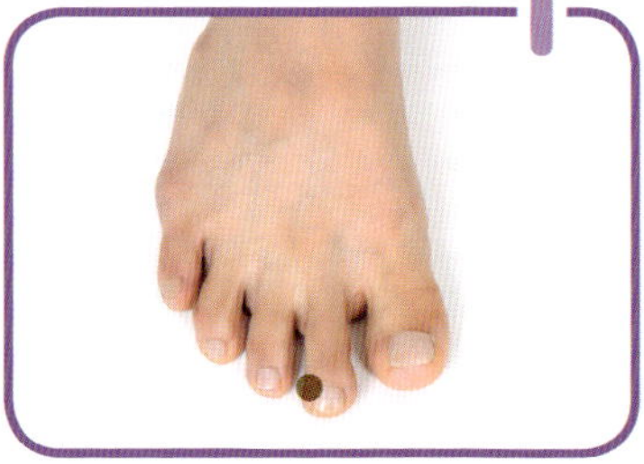

厲兌（れいだ）

上腹をスッキリさせる胃経ラインの始まりのツボは「厲兌」。人さし指の爪の生え際、中指側の角から外側2mmくらいのところにある。

【効能】胃痛、食欲抑制、胃もたれ、二日酔いなど、胃腸系に効果がある。

ほぐす筋肉 3

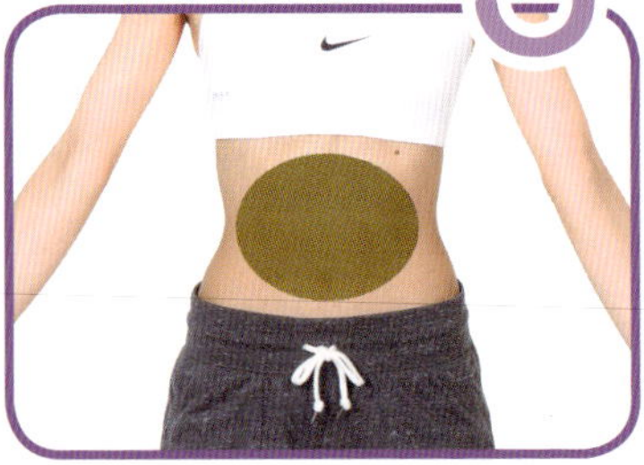

腹直筋（ふくちょくきん）・腹斜筋（ふくしゃきん）

上腹をスッキリさせるためにほぐす胃経ラインの筋肉は、お腹の真ん中にある「腹直筋」と横側にある「外腹斜筋」と「内腹斜筋」。

【働き】内腹斜筋は外腹斜筋の内側にある筋肉で腹直筋とともに正しい姿勢を維持するために欠かせない筋肉である。

終わりのツボ 2

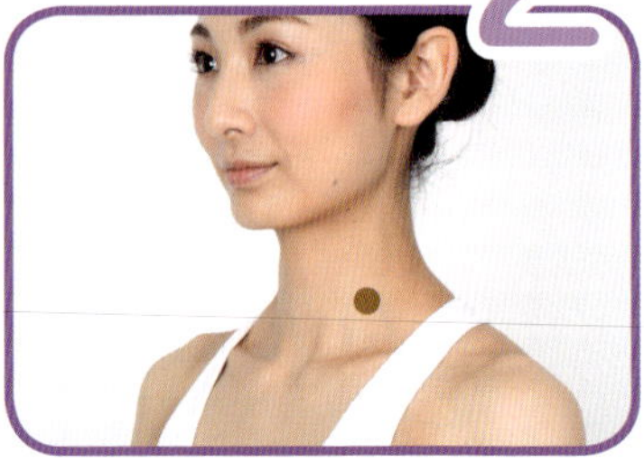

人迎（じんげい）

上腹をスッキリさせる胃経ラインの終わりのツボは「人迎」。のどぼとけの中心から指２本分外側にある。

【効能】高血圧、のどの痛みや腫れ、せき、ぜん息、声のかすれなどに効果がある。

START

床に座り、マッサージする側のひざを立て、その足に逆側の手を伸ばす。

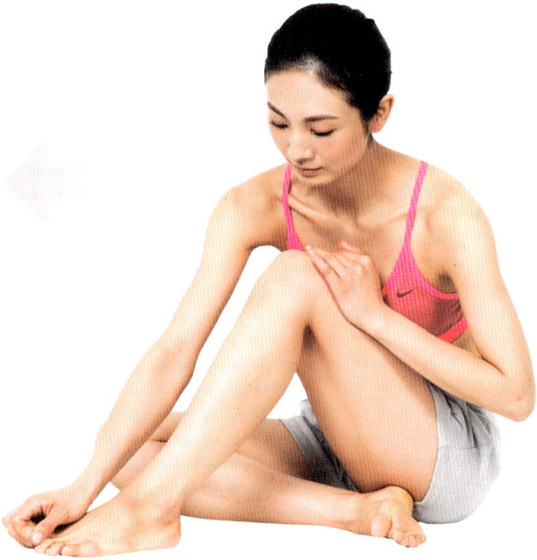

ツボ押し 1

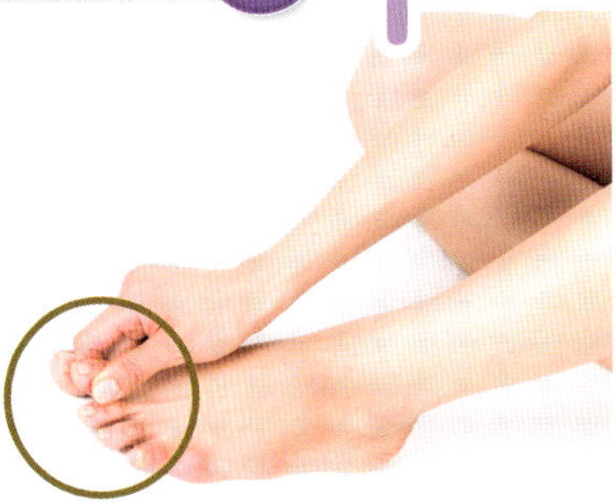

手で足の人さし指を握り、厲兌を親指で強く押して刺激する。

ツボ押し 2

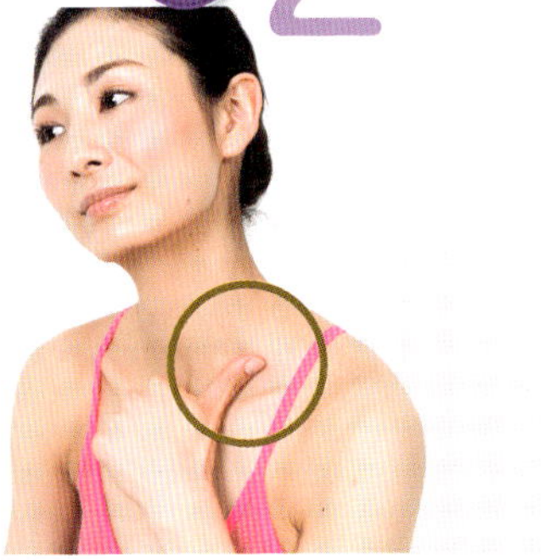

首の付け根にある人迎を、ツボの位置と同側の手の親指で押す。

マッサージ 3

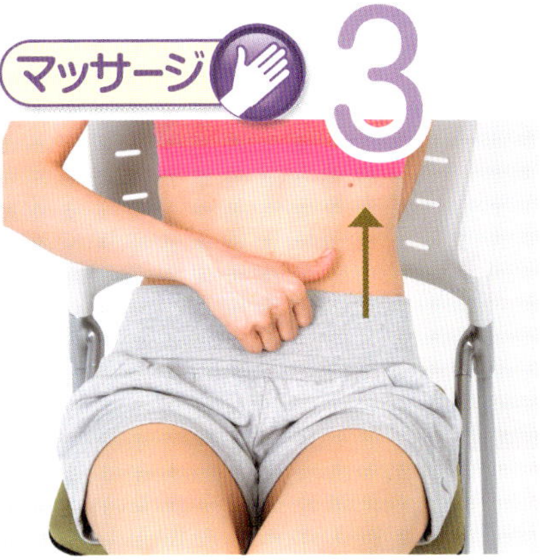

マッサージする場所とは逆側の手の親指全体を使って、下から上に向かってこする。

ぷよぷよお腹をスッキリさせる

上腹②

上腹をスッキリさせる２つ目のラインは腎臓経ライン。
お腹まわりは早めの対策が肝心です。

こんな人におすすめ！

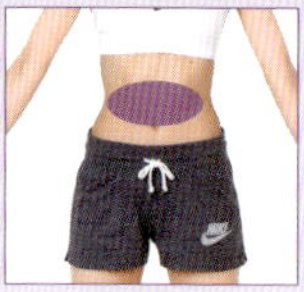

- ○ 上腹が硬くなっている
- ○ 上から足元が見えない

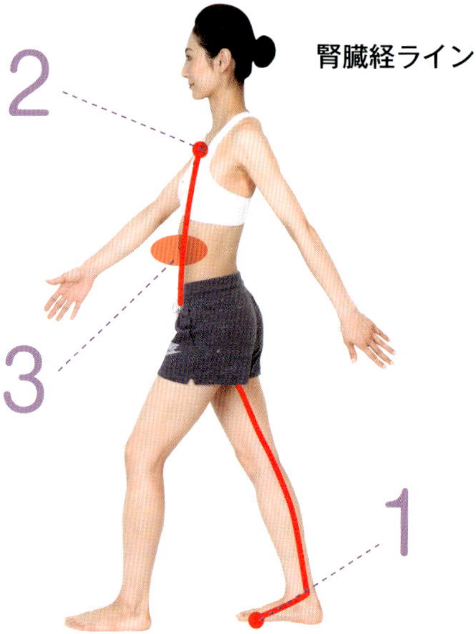

始まりのツボ 1

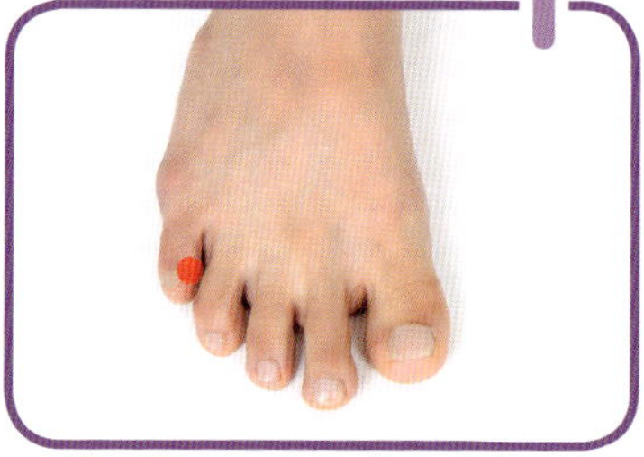

内至陰（ないしいん）

上腹をスッキリさせる腎臓経ラインの始まりのツボは「内至陰」。小指の爪の生え際、薬指側の角から内側に2mmくらいのところにある。

【効能】腎臓の機能を助けるツボで、だるさ、精神疲労などを回復させる効果がある。

終わりのツボ 2

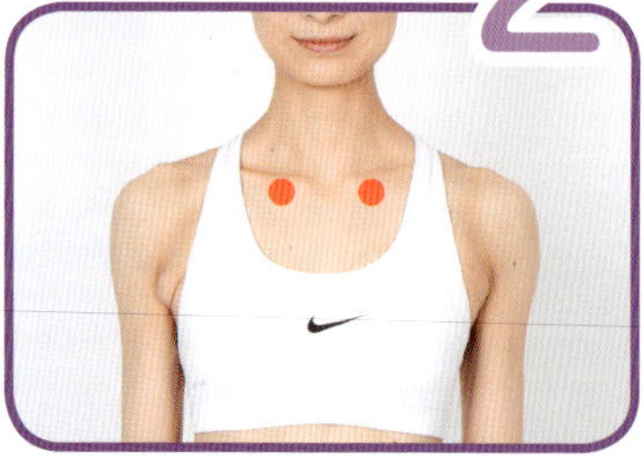

兪府（ゆふ）

上腹をスッキリさせる腎臓経ラインの終わりのツボは「兪府」。鎖骨の下の隆起している部分の、すぐ下のくぼみにある。

【効能】心臓疾患、ぜん息などに効果がある。体のだるさを解消し、ストレスを和らげてくれる。

ほぐす筋肉 3

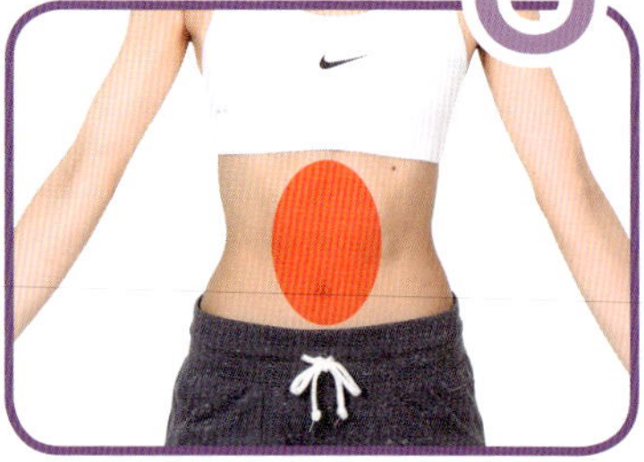

腹直筋（ふくちょくきん）

上腹をスッキリさせるためにほぐす腎臓経ラインの筋肉は、お腹の真ん中にある「腹直筋」。鍛えるだけでもダイエット効果が期待できる。

【働き】腹直筋は、胸郭を引き下げ、骨盤の前部分を引き上げる筋肉で、正しい姿勢を維持するために欠かせない筋肉である。

START

椅子に座り、マッサージする側の足にどちらか一方の手が届くように体を前に倒す。

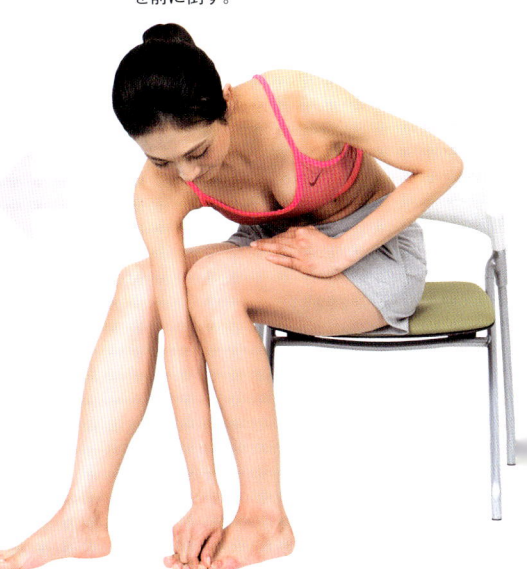

ツボ押し 1

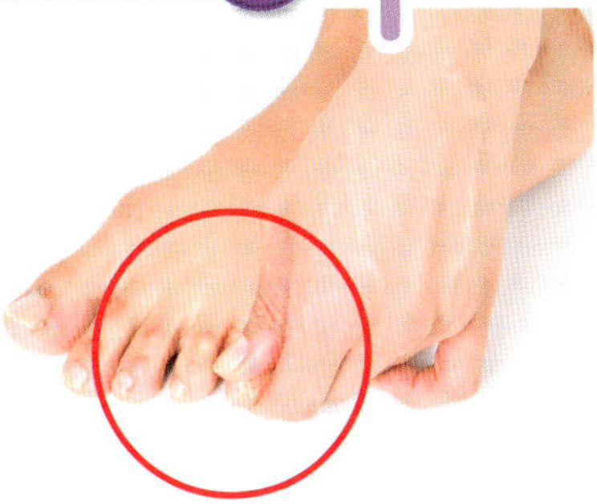

左右どちらかの手で足の親指を握り、内至陰を親指で強く押して刺激する。

ツボ押し 2

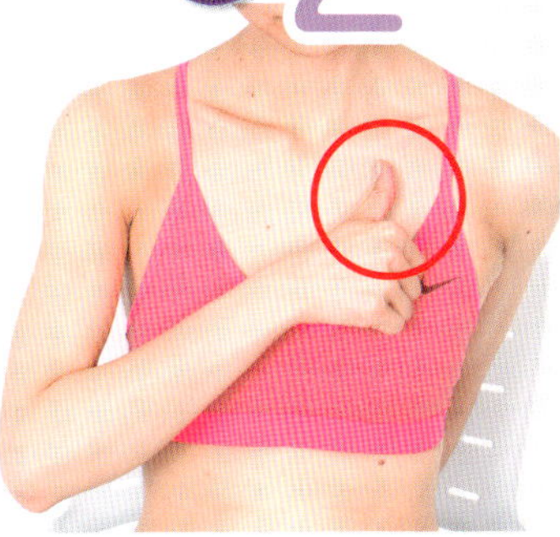

鎖骨にある兪府を、ツボの位置とは逆側の手の親指で押す。

マッサージ 3

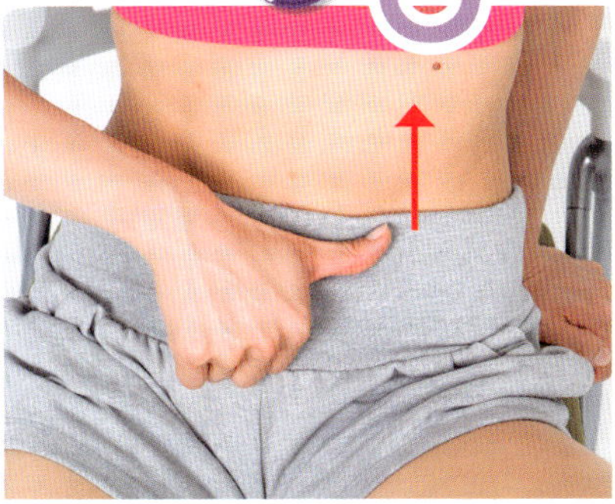

マッサージする場所とは逆側の手の親指全体を使って、下から上に向かってこする。

ふくらんだラインをスッキリさせる

わき腹①

こんな人におすすめ！

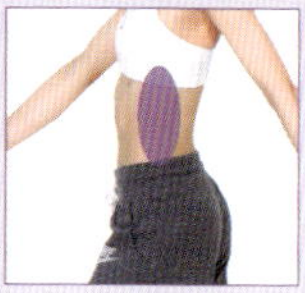

○ くびれがなくなった
○ ラインが外にふくらんでいる

つきやすいけど、やせやすい場所でもあるわき腹。
しっかりケアでくびれを取り戻しましょう。

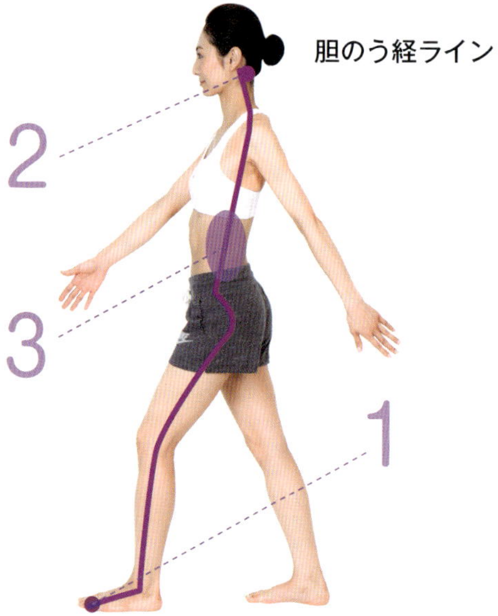

始まりのツボ 1

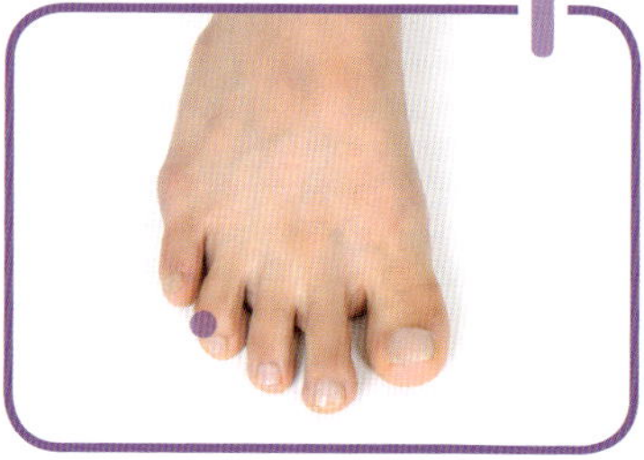

竅陰（きょういん）

わき腹をスッキリさせる胆のう経ラインの始まりのツボは「竅陰」。薬指の爪の生え際、小指側の角から外側2mmくらいのところにある。

【効能】頭痛、腹痛、ストレス、疲労解消、眼精疲労、肩こりなどに効果がある。

ほぐす筋肉 3

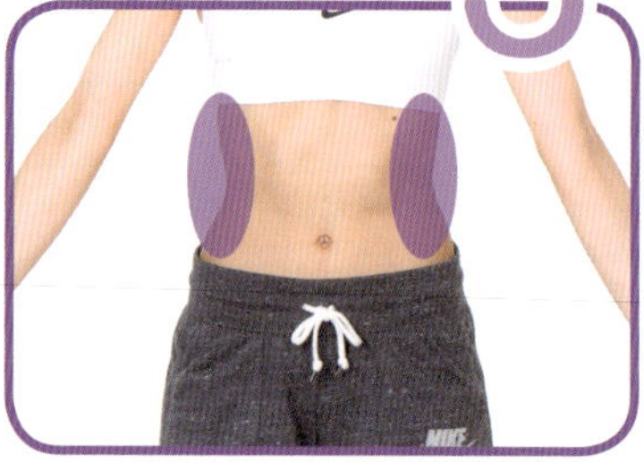

腹斜筋（ふくしゃきん）

わき腹をスッキリさせるためにほぐす胆のう経ラインの筋肉は、お腹の横側、つまり〝くびれ〟部分にある「腹斜筋」である。

【働き】内側にある「内腹斜筋」、外側にある「外腹斜筋」が協力して体を前に曲げたり後ろに反らしたり、ひねるときに働く。

終わりのツボ 2

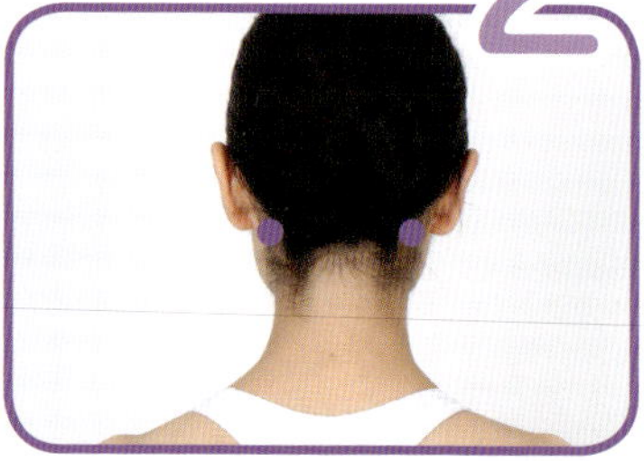

風池（ふうち）

わき腹をスッキリさせる胆のう経ラインの終わりのツボは「風池」。耳たぶの後ろの大きな骨の下側から水平に後頭部に向かって指２本分のところにある。

【効能】頭痛、肩こり、目の疲れなどに効果がある。風邪の症状や不眠症、二日酔いなどにも効果がある。

START

床に座り、マッサージする側のひざを立て、その足に同側の手を伸ばす。

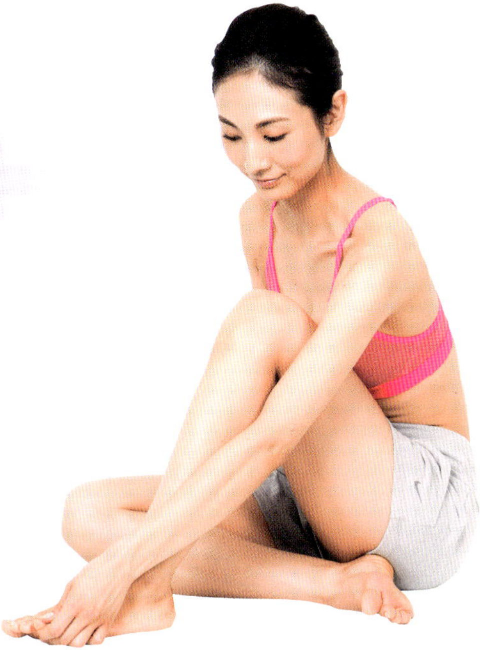

ツボ押し 1

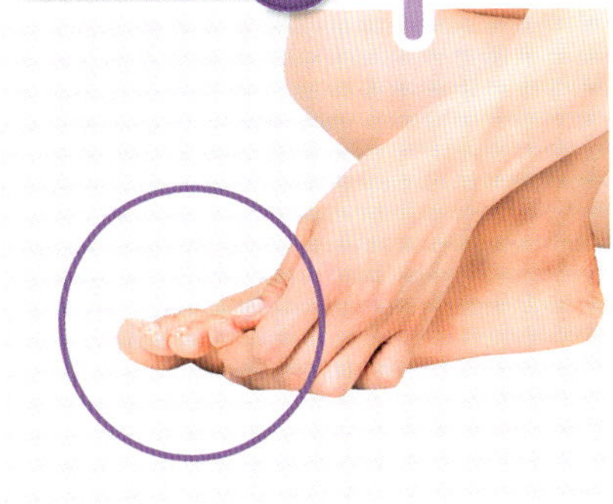

手で足の薬指を握り、竅陰を親指で強く押して刺激する。

ツボ押し 2

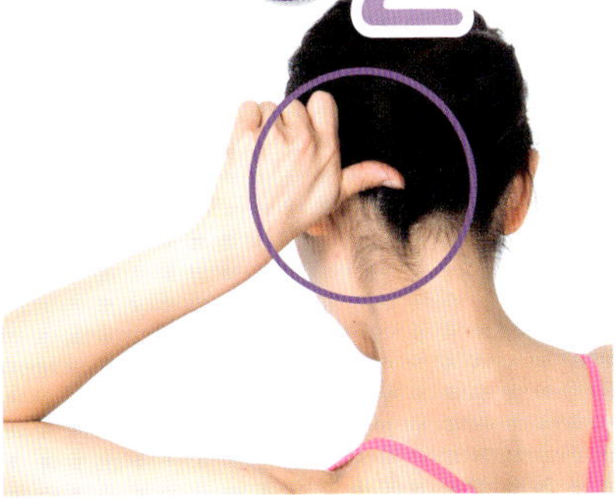

後頭部にある風池を、ツボの位置と同側の手の親指で押す。

マッサージ 3

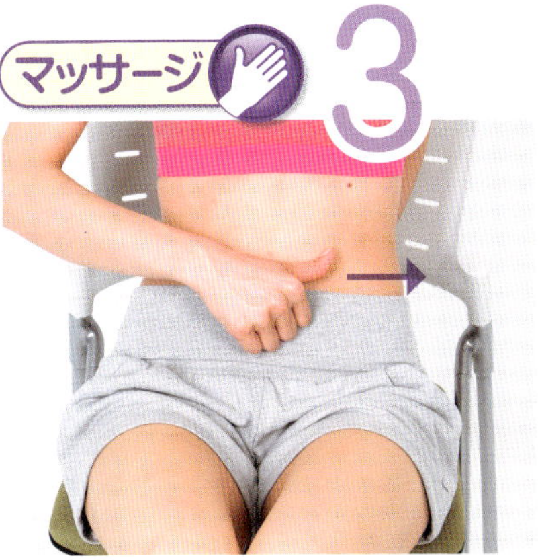

マッサージする場所とは逆側の手の親指全体を使って、内側から外側に向かってこする。

ふくらんだラインをスッキリさせる

わき腹②

わき腹をスッキリさせる２つ目のラインは肝臓経ライン。
理想のウエストラインを手に入れましょう。

こんな人におすすめ!

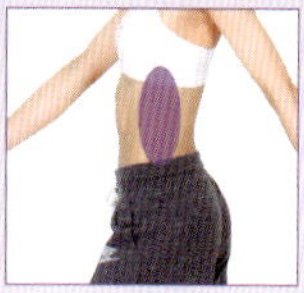

○ くびれがなくなった
○ ラインが外にふくらんでいる

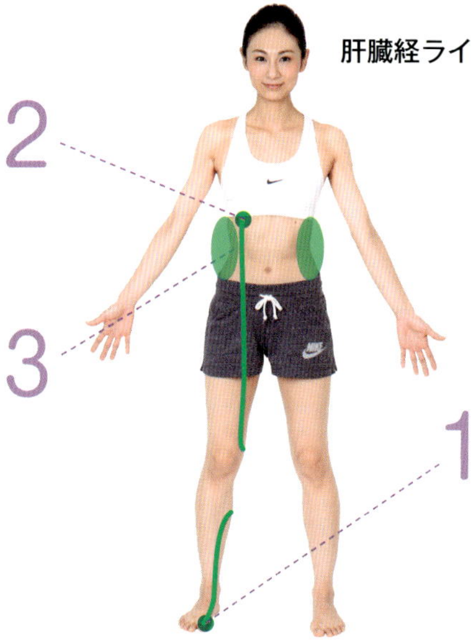

始まりのツボ 1

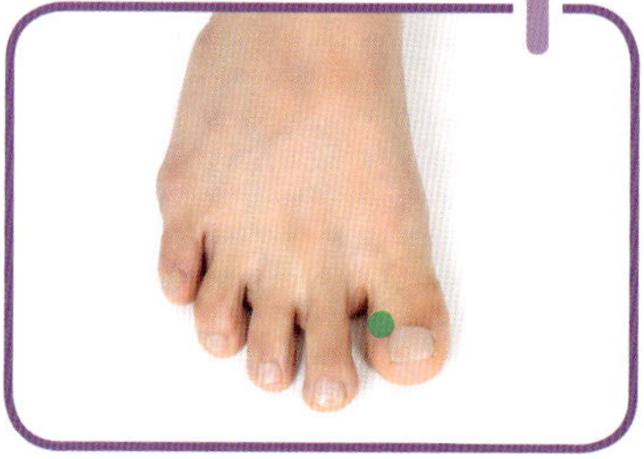

大敦（だいとん）

内ももを引き締めるラインの始まりのツボは「大敦」。親指の爪の生え際、人さし指側の角から外側に2mmくらいのところにある。

【効能】めまい、頭痛、胃痛、夜尿症、婦人病（生理痛や生理不順など）、てんかんなどに効果があり、不安や怒り、疲れをやわらげる。

ほぐす筋肉 3

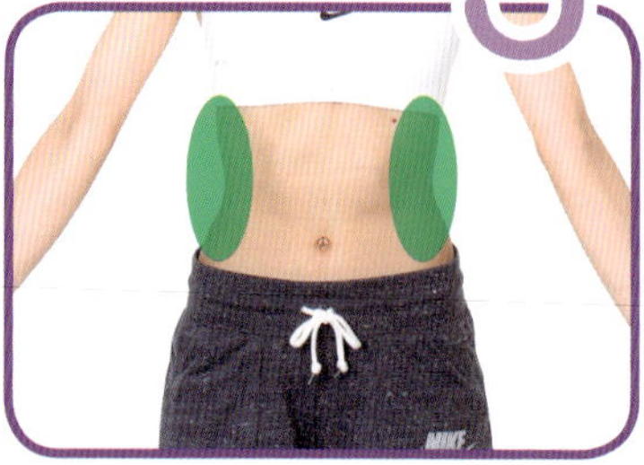

腹斜筋（ふくしゃきん）

わき腹をスッキリさせるためにほぐす肝臓経ラインの筋肉は、お腹の横側、つまり〝くびれ〟部分にある「腹斜筋」である。

【働き】内側にある「内腹斜筋」、外側にある「外腹斜筋」が協力して体を前に曲げたり後ろに反らしたり、ひねるときに働く。

終わりのツボ 2

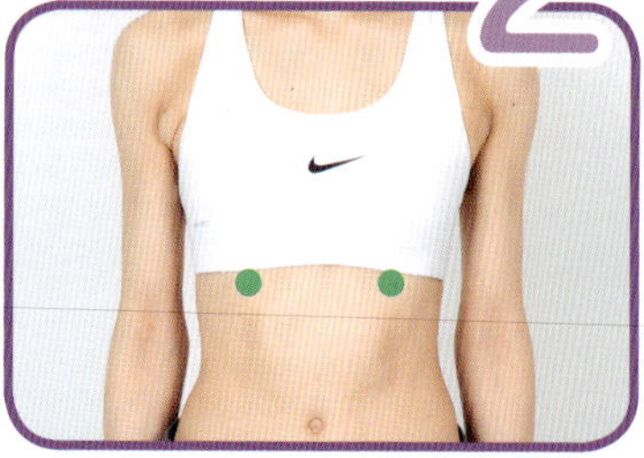

章門（しょうもん）

わき腹をスッキリさせる肝臓経ラインの終わりのツボは「章門」。下から２番目の肋骨の端にある。

【効能】胃痛、吐き気、胸やけ、消化不良など、消化器系の症状に効果がある。

START

椅子に座り、マッサージする側の足を、もう片方のひざの上に乗せる。

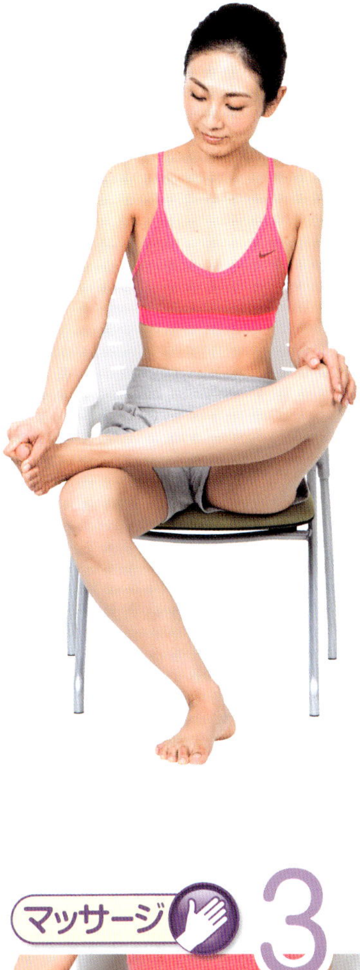

ツボ押し 1

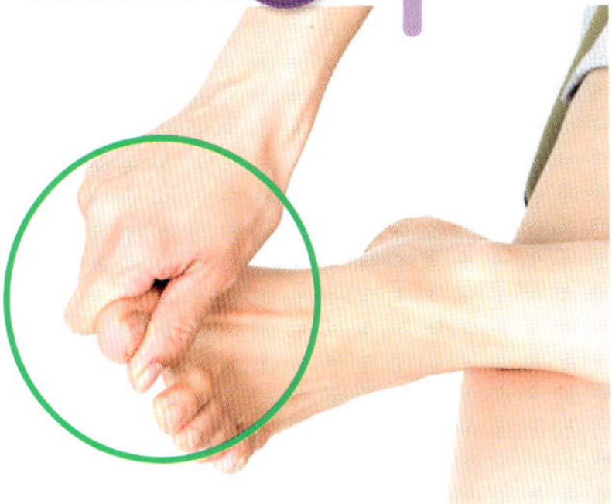

ひざの上に乗せた足とは逆側の手で足の親指を握り、大敦を親指で強く押して刺激する。

ツボ押し 2

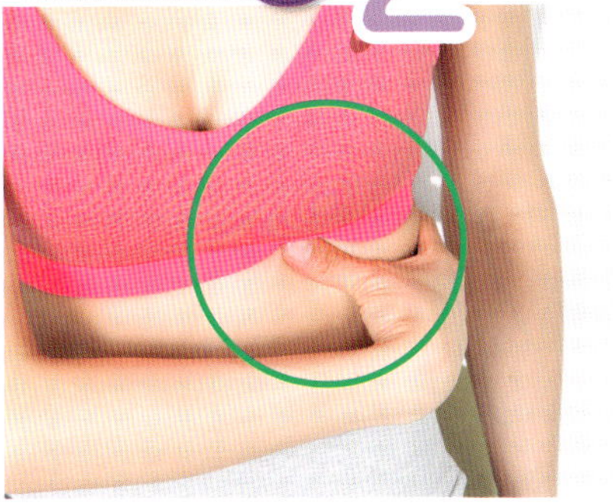

下から2番目の肋骨の端にある章門を、ツボの位置とは逆側の手の親指で肋骨を押さないように押す。

マッサージ 3

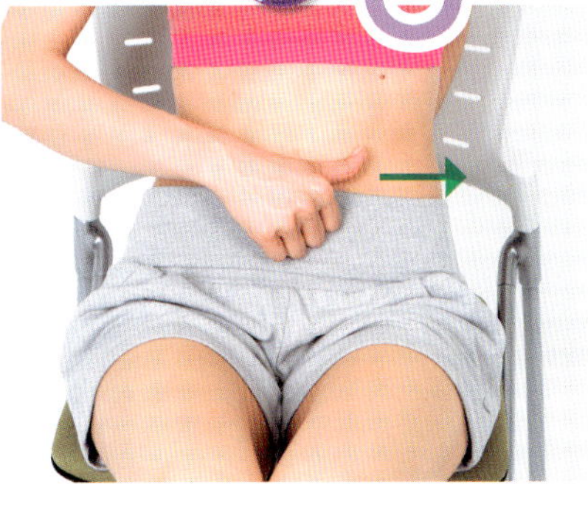

マッサージする場所とは逆側の手の親指全体を使って、内側から外側に向かってこする。

ふくらんだラインをスッキリさせる

わき腹③

わき腹をスッキリさせる3つ目のラインは脾臓経ライン。
あきらめなければ、くびれはよみがえります。

こんな人におすすめ！

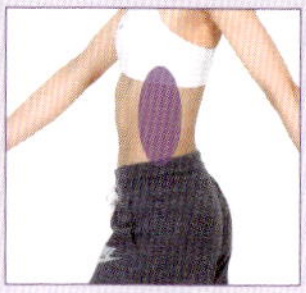

- くびれがなくなった
- ラインが外にふくらんでいる

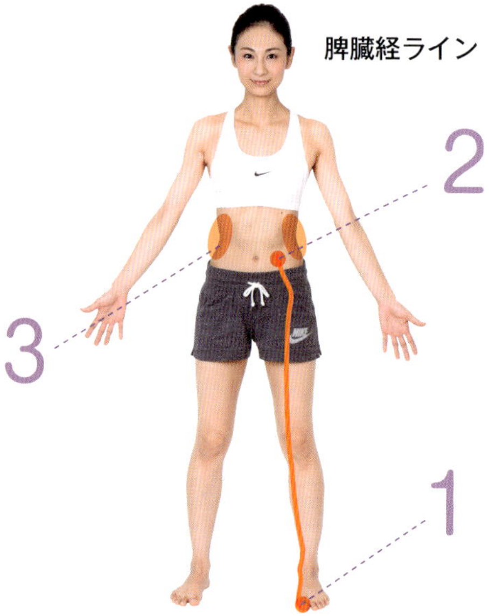

始まりのツボ 1

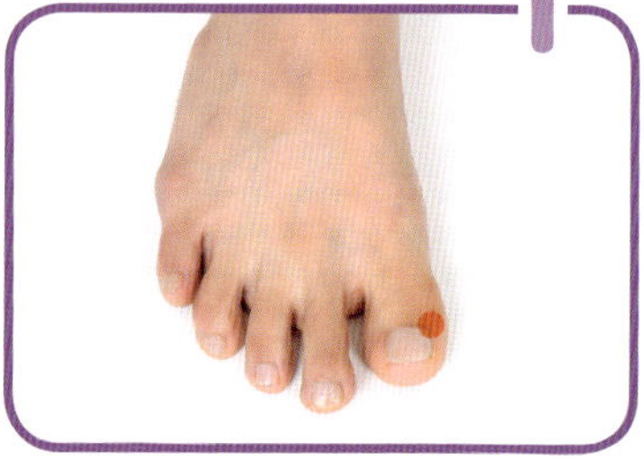

隠白（いんぱく）

わき腹をスッキリさせる脾臓経ラインの始まりのツボは「隠白」。親指の爪の生え際、外側にある。

【効能】便秘、食欲不振、消化不良、婦人病（生理痛や生理不順など）、貧血、乗り物酔いなどに効果がある。

ほぐす筋肉 3

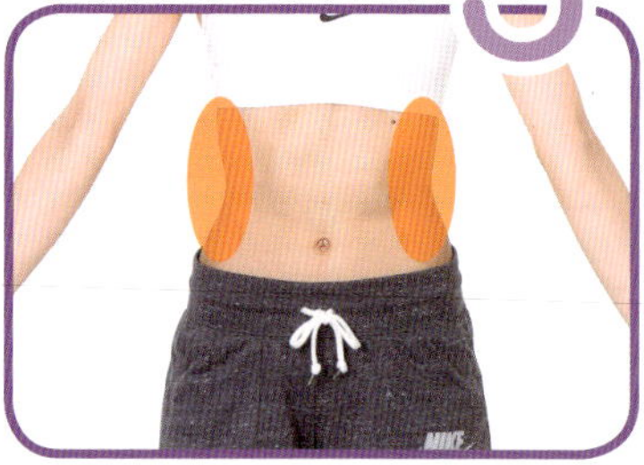

腹斜筋（ふくしゃきん）

わき腹をスッキリさせるためにほぐす脾臓経ラインの筋肉は、お腹の横側、つまり〝くびれ〟部分にある「腹斜筋」である。

【働き】内側にある「内腹斜筋」、外側にある「外腹斜筋」が協力して体を前に曲げたり後ろに反らしたり、ひねるときに働く。

終わりのツボ 2

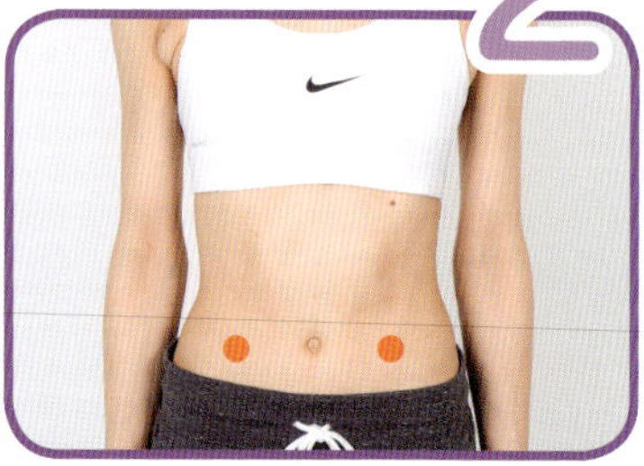

大横（だいおう）

わき腹をスッキリさせる脾臓経ラインの終わりのツボは「大横」。お腹のへそのラインの、乳頭から真下におろしたところにある。

【効能】便秘、腹痛、下痢などに効果がある。腸の血流と働きを活発にし、とくに便秘に効果がある。

START

椅子に座り、マッサージする側の足を、もう片方のひざの上に乗せる。

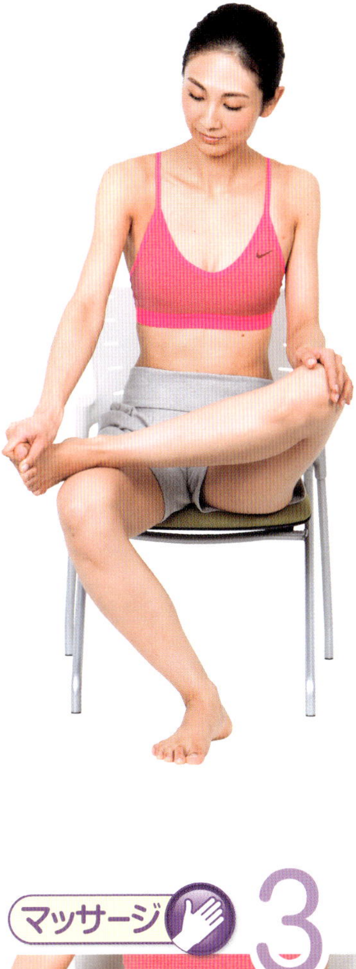

ツボ押し 1

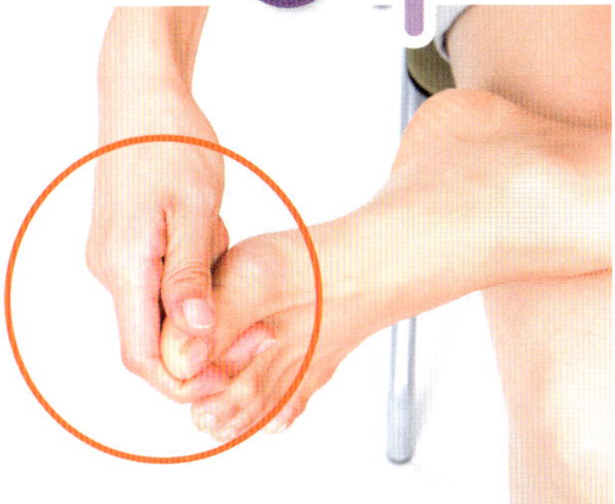

ひざの上に乗せた足とは逆側の手で足の親指を握り、隠白を親指で強く押して刺激する。

ツボ押し 2

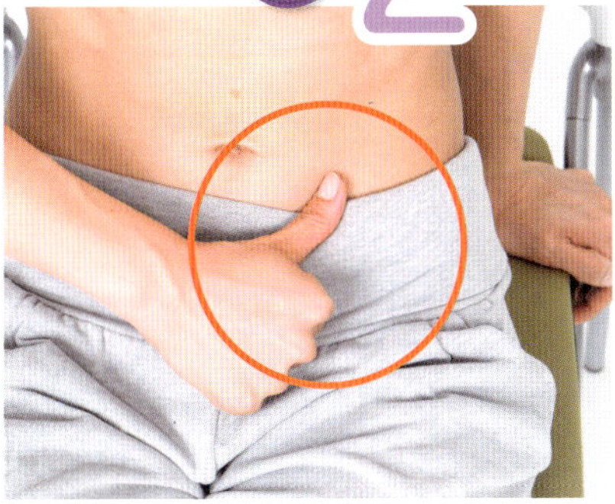

おへそのラインにある大横を、ツボの位置とは逆側の手の親指で強く押す。

マッサージ 3

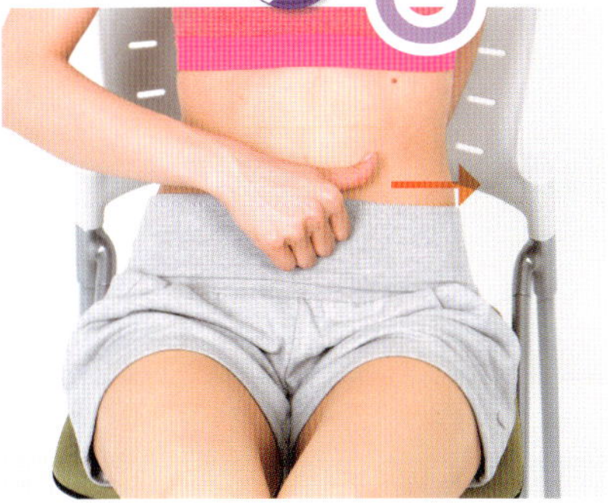

マッサージする場所とは逆側の手の親指全体を使って、内側から外側に向かってこする。

リンパ節をほぐしてスッキリ ②

お腹と腰まわり

お腹まわりのリンパが集まる腹部のリンパ節。
しっかりほぐしてお腹と腰まわりを引き締めましょう。

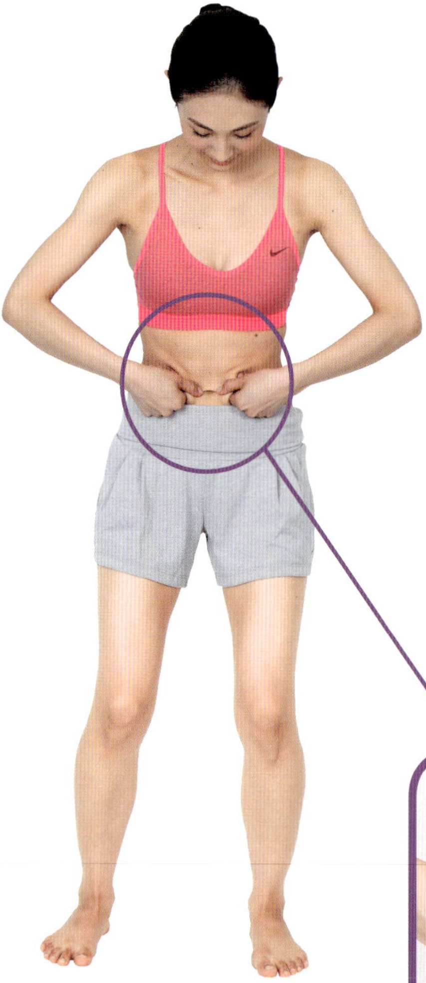

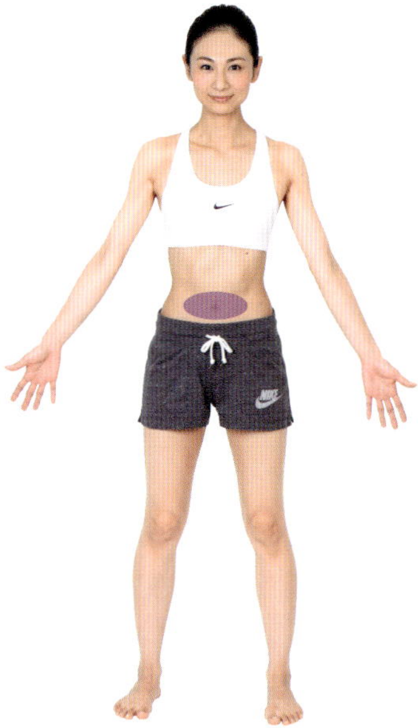

腹部リンパ

ここに老廃物や余分な水分が滞ると、腰まわりがぽっこり太くなる。子宮や腸の働きが鈍ることもある。

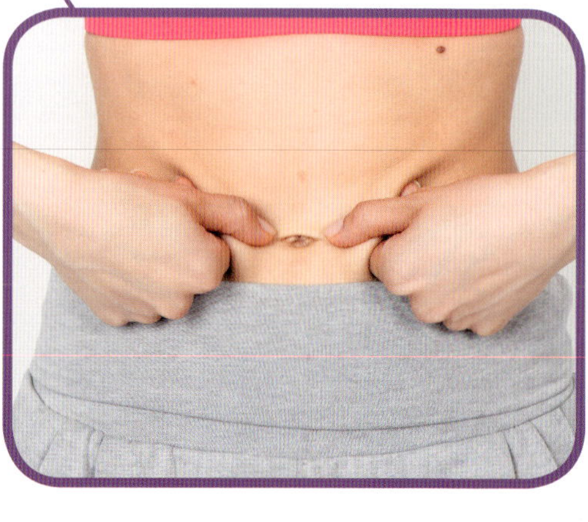

ひざを軽く曲げて立ち、背中を少し丸めて両手でお腹の皮をつかんでリンパ節をほぐす。

PART 5

ひざ下

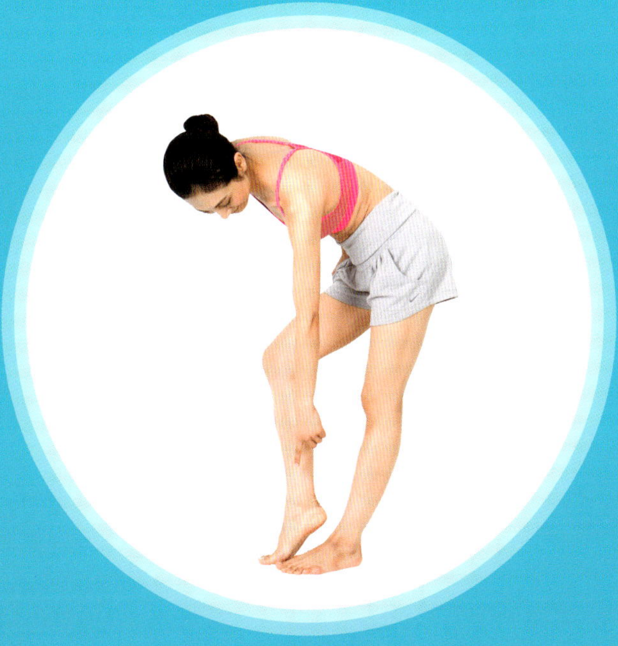

PART⑤でのツボ＆リンパマッサージのターゲットは「ひざ下」。ひざ、ふくらはぎ、足首とひざ下の部位を3つに分類して各マッサージ方法を紹介します。ひざ下がほっそりするだけで美しい脚になります。

しまりのないひざを引き締める

ひざ①

こんな人におすすめ！

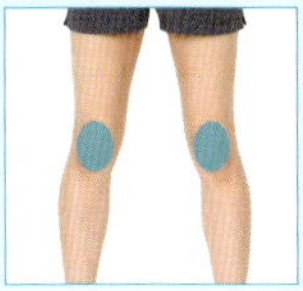

○ ひざが黒ずんでいる
○ ひざのお皿がお肉に埋もれている

かたちが崩れると意外と目立ってしまうひざ。
引き締まると脚全体がスリムに見えます。

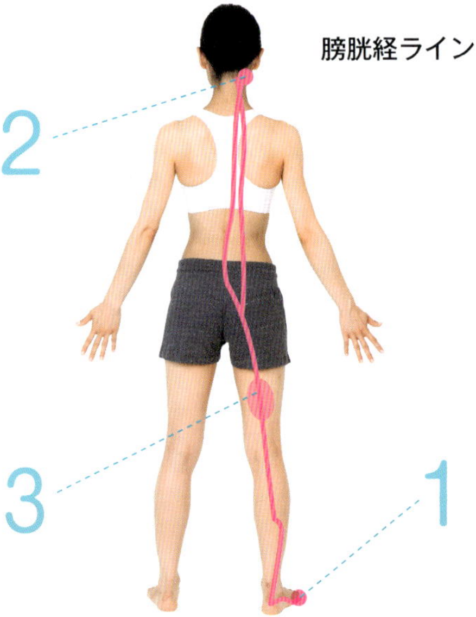

始まりのツボ 1

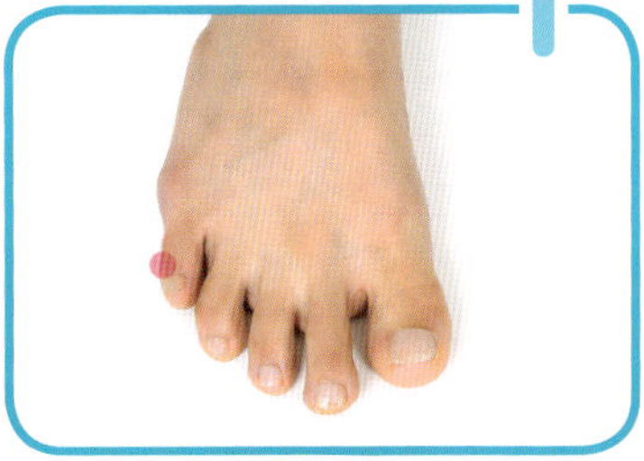

至陰（しいん）

ひざを引き締める膀胱経ラインの始まりのツボは「至陰」。小指の爪の生え際、外側にある。

【効能】腎臓の働きを活発にし、冷え性の改善、頭痛に効果がある。また集中力を高めるときにも効果がある。

ほぐす筋肉 3

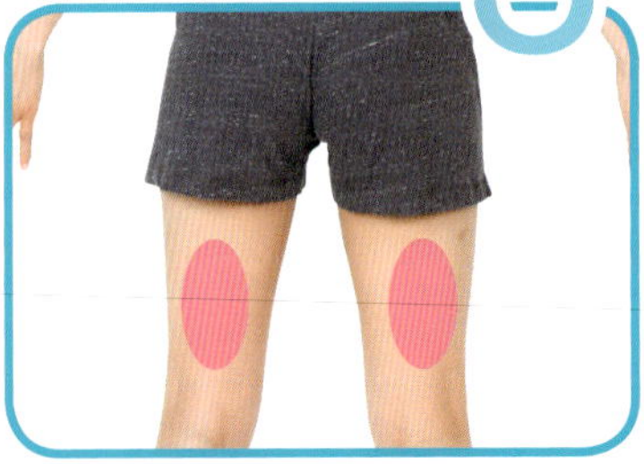

ハムストリング

膀胱経ラインでひざを引き締めるためにほぐす筋肉は、「ハムストリング」。ひざには筋肉がないので、ひざの動きをサポートする筋肉をほぐす。そのほかのラインでほぐすのは大腿四頭筋と前脛骨筋、長腓骨筋。

終わりのツボ 2

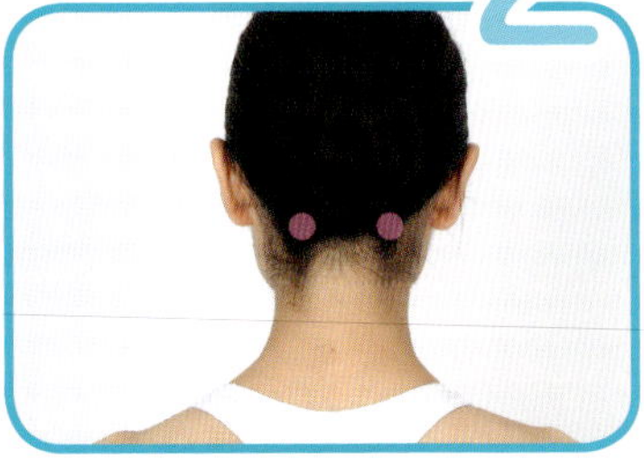

天柱（てんちゅう）

ひざを引き締める膀胱経ラインの終わりのツボは「天柱」。首と頭のつなぎ目の中央から左右に指1本分のところにある。

【効能】首のこり、頭痛、肩こり、全身のだるさ、目の疲れなどに効果がある。

START

床に座り、マッサージする側のひざを立て、その足に同側の手を伸ばす。

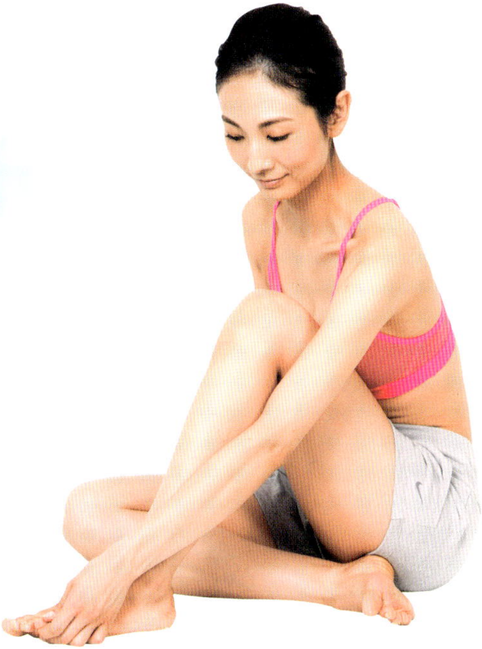

ツボ押し 1

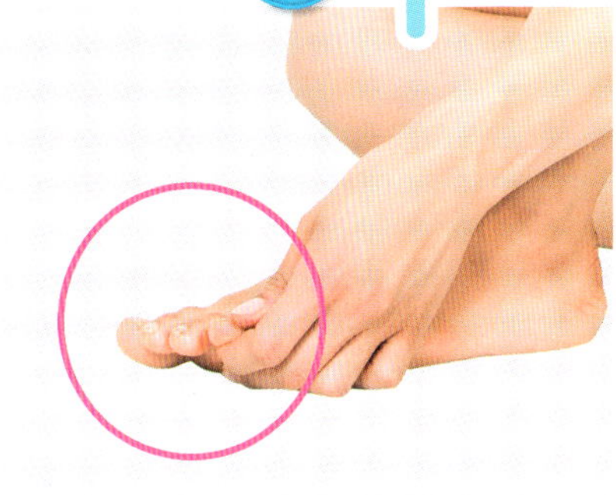

手で足の小指を握り、至陰を親指で強く押して刺激する。

ツボ押し 2

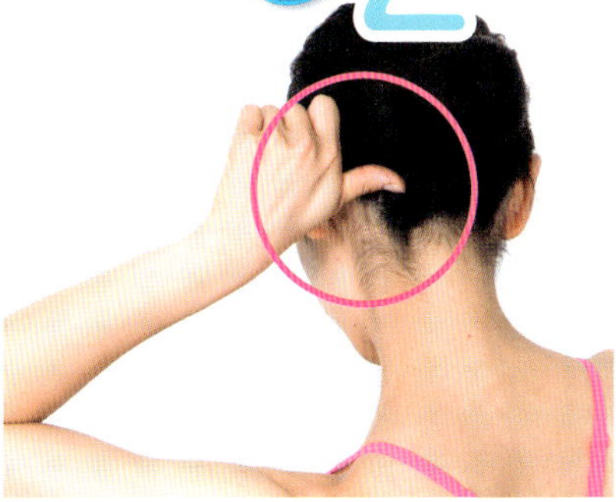

後頭部にある天柱を、ツボの位置と同側の手の親指で押す。

マッサージ 3

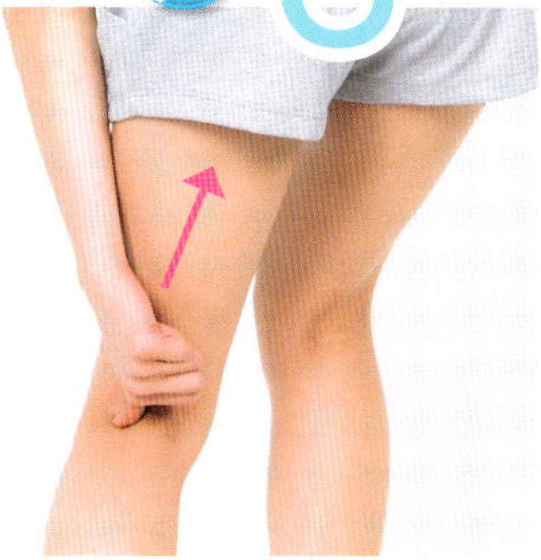

マッサージする脚と同側の手の親指全体を使って、ももの裏側をひざからお尻に向かってこする。

しまりのないひざを引き締める

ひ ざ ②

ひざを引き締める２つ目のラインは胃経ライン。
がっしりひざを解消しましょう。

こんな人におすすめ！

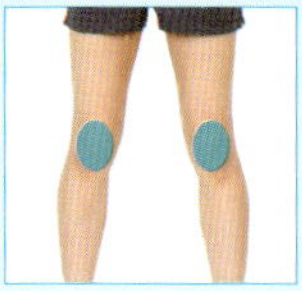

○ ひざが黒ずんでいる
○ ひざのお皿がお肉に埋もれている

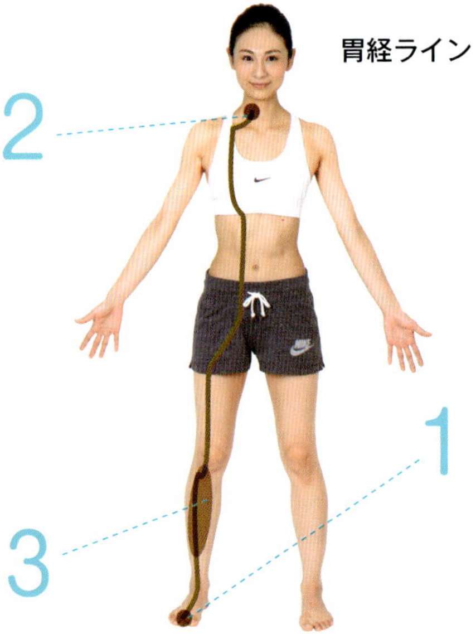

始まりのツボ 1

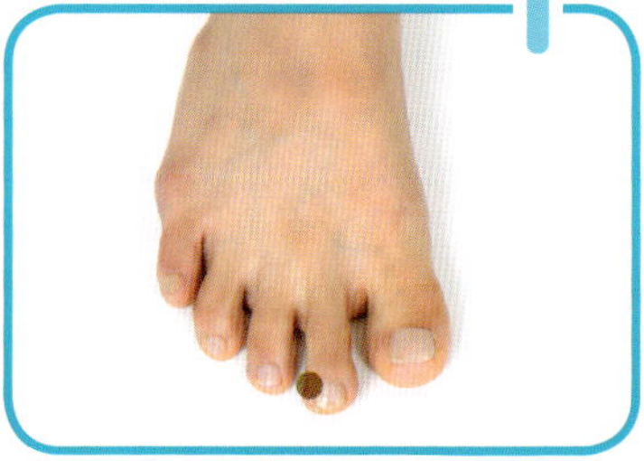

厲兌（れいだ）

ひざを引き締める胃経ラインの始まりのツボは「厲兌」。人さし指の爪の生え際、中指側の角から外側2mmくらいのところにある。

【効能】胃痛、食欲抑制、胃もたれ、二日酔いなど、胃腸系に効果がある。

ほぐす筋肉 3

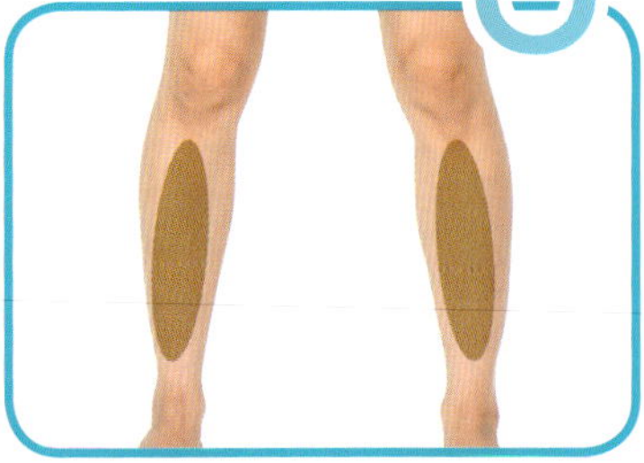

前脛骨筋（ぜんけいこつきん）

胃経ラインでひざを引き締めるためにほぐす筋肉は、すねの前側にある「前脛骨筋」。ひざには筋肉がないので、ひざの動きをサポートする筋肉をほぐす。そのほかのラインでほぐすのは大腿四頭筋とハムストリング、長腓骨筋。

終わりのツボ 2

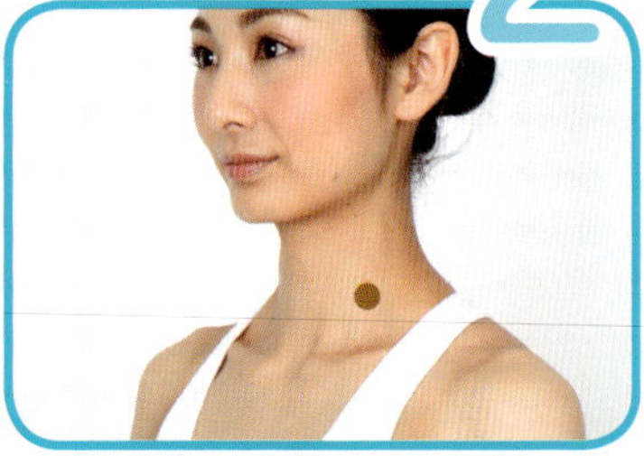

人迎（じんげい）

ひざを引き締める胃経ラインの終わりのツボは「人迎」。のどぼとけの中心から指２本分外側にある。

【効能】高血圧、のどの痛みや腫れ、せき、ぜん息、声のかすれなどに効果がある。

START

床に座り、マッサージする側のひざを立て、その足に逆側の手を伸ばす。

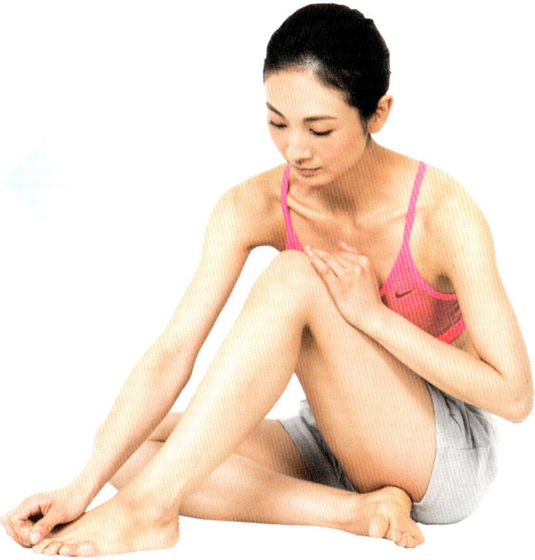

ツボ押し 1

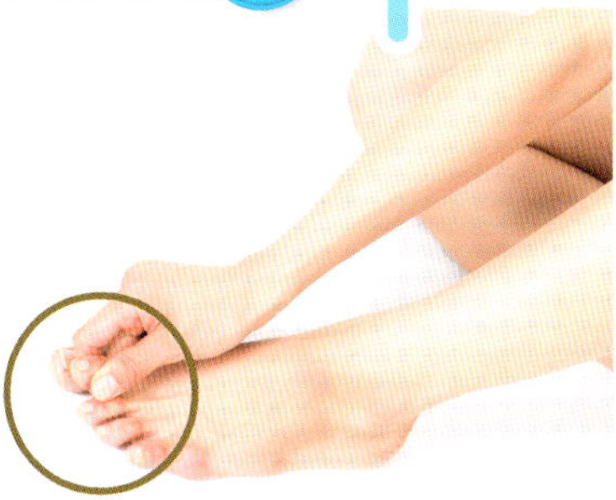

手で足の人さし指を握り、厲兌を親指で強く押して刺激する。

ツボ押し 2

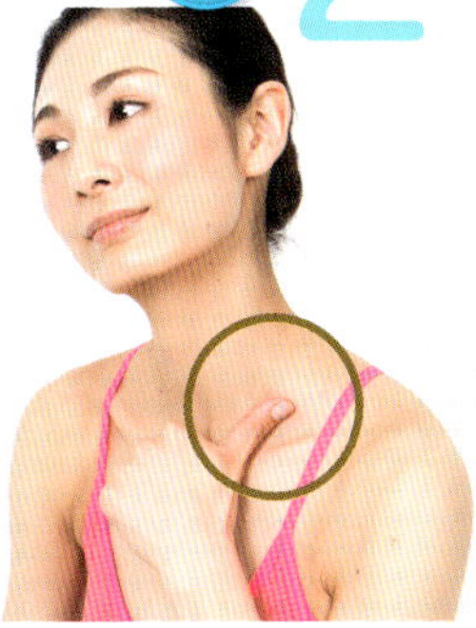

首の付け根にある人迎を、ツボの位置と同側の手の親指で押す。

マッサージ 3

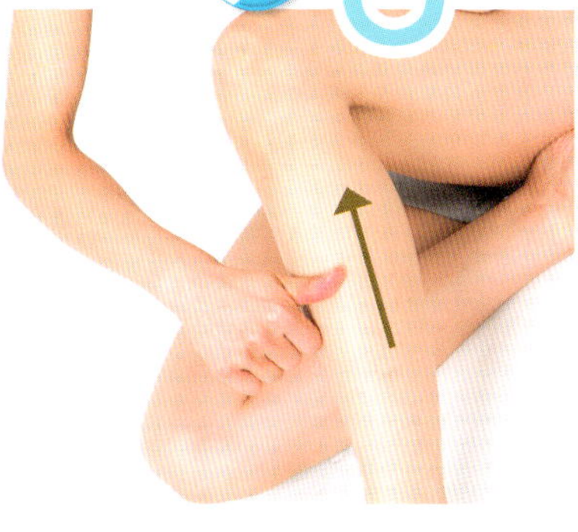

マッサージする脚とは逆側の手の親指全体を使って、すねの前側を足からひざに向かってこする。

しまりのないひざを引き締める

ひ ざ ③

ひざを引き締める３つ目のラインは脾臓経ライン。
すぐにひざ小僧が見えるようになります。

こんな人におすすめ！

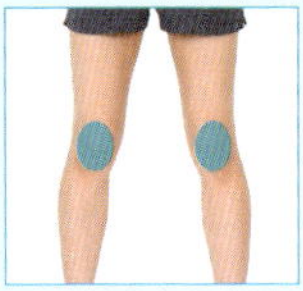

- ○ ひざが黒ずんでいる
- ○ ひざのお皿がお肉に埋もれている

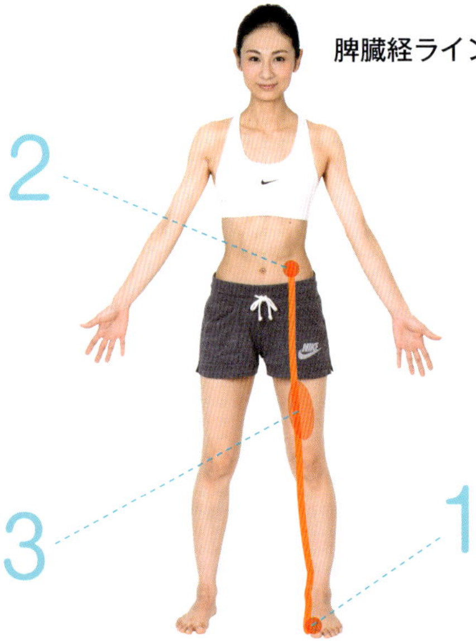

始まりのツボ 1

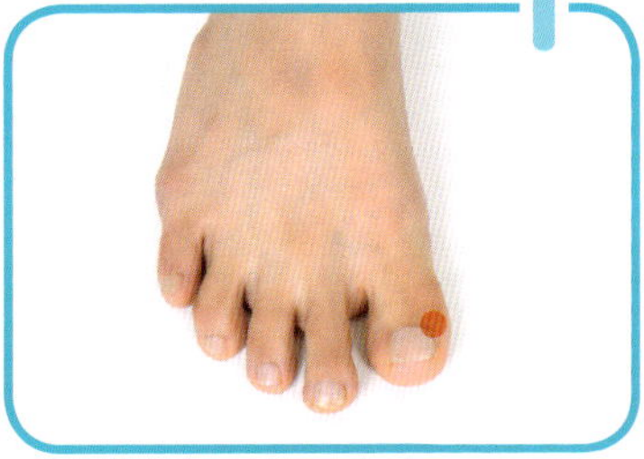

隠白（いんぱく）

ひざを引き締める脾臓経ラインの始まりのツボは「隠白」。親指の爪の生え際、外側にある。

【効能】便秘、食欲不振、消化不良、婦人病（生理痛や生理不順など）、貧血、乗り物酔いなどに効果がある。

ほぐす筋肉 3

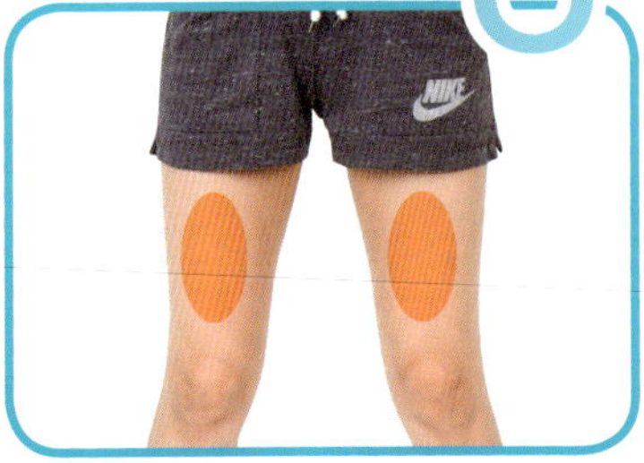

大腿四頭筋（だいたいしとうきん）

脾臓経ラインでひざを引き締めるためにほぐす筋肉は、「大腿四頭筋」。ひざには筋肉がないので、ひざの動きをサポートする筋肉をほぐす。その他のラインでほぐすのはハムストリングと前脛骨筋、長腓骨筋。

終わりのツボ 2

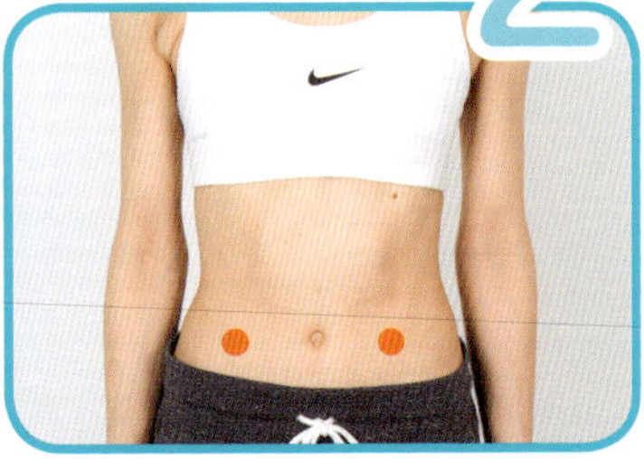

大横（だいおう）

ひざを引き締める脾臓経ラインの終わりのツボは「大横」。お腹のへそのラインの、乳頭から真下におろしたところにある。

【効能】便秘、腹痛、下痢などに効果がある。腸の血流と働きを活発にし、とくに便秘に効果がある。

START

椅子に座り、マッサージする側の足を、もう片方のひざの上に乗せる。

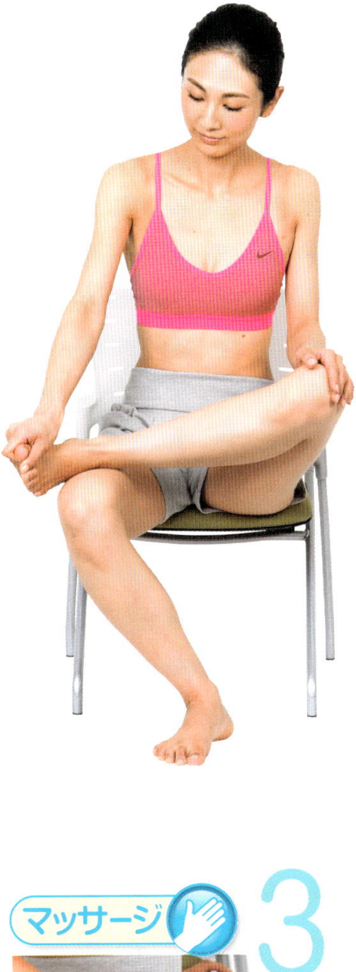

ツボ押し 1

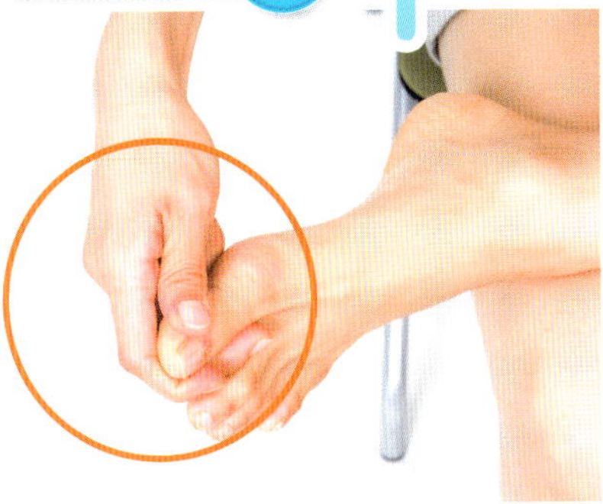

ひざの上に乗せた足とは逆側の手で足の親指を握り、隠白を親指で強く押して刺激する。

ツボ押し 2

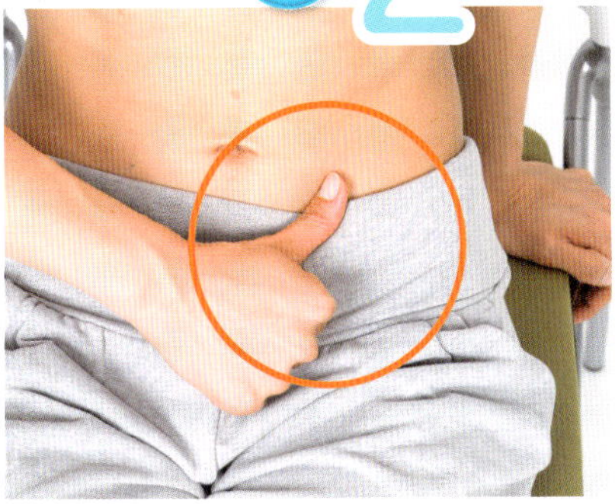

おへそのラインにある大横を、ツボの位置とは逆側の手の親指で強く押す。

マッサージ 3

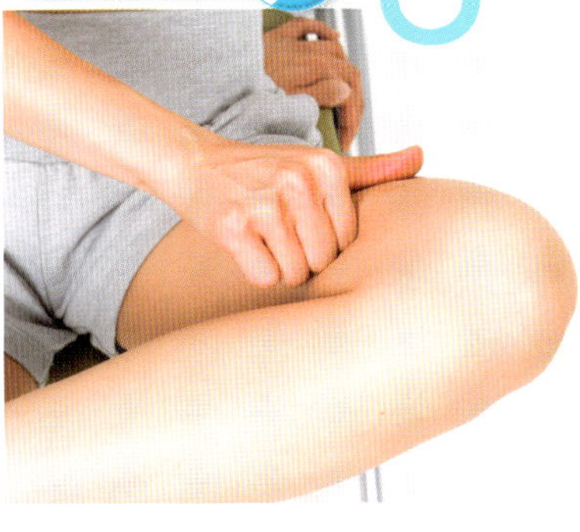

マッサージする脚とは逆側の手の親指全体を使って、前ももをひざ側から股関節に向かってこする。

しまりのないひざを引き締める

ひ ざ ④

ひざを引き締める４つ目のラインは胆のう経ライン。
スッキリひざ女性らしさにつながります。

こんな人におすすめ！

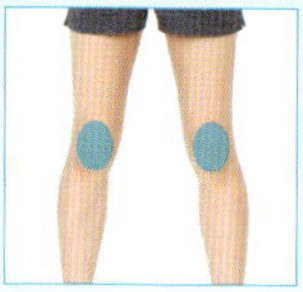

- ○ ひざが黒ずんでいる
- ○ ひざのお皿がお肉に埋もれている

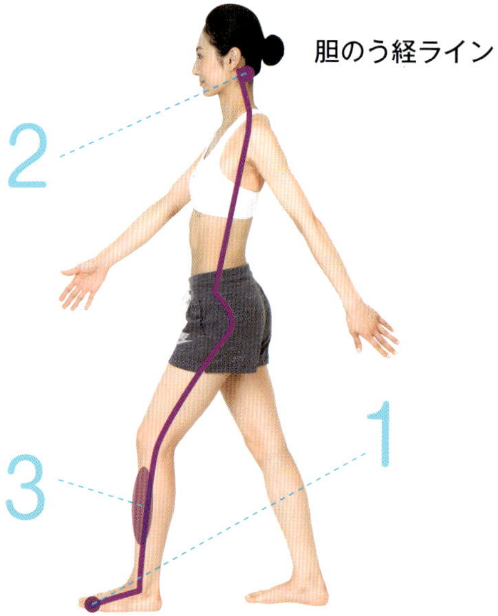

始まりのツボ 1

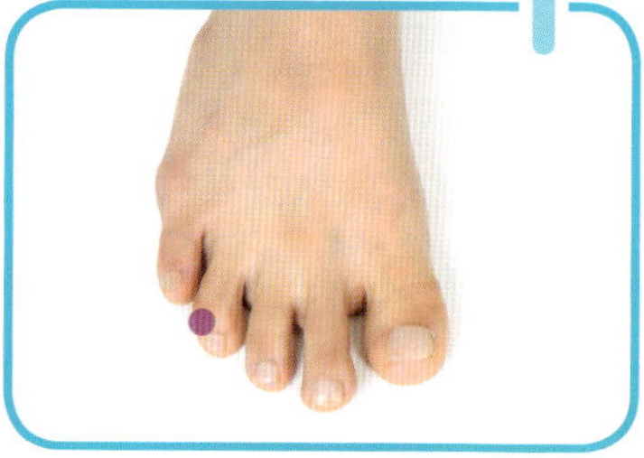

竅陰（きょういん）

ひざを引き締める胆のう経ラインの始まりのツボは「竅陰」。薬指の爪の生え際、小指側の角から外側2mmくらいのところにある。

【効能】頭痛、腹痛、ストレス、疲労解消、眼精疲労、肩こりなどに効果がある。

ほぐす筋肉 3

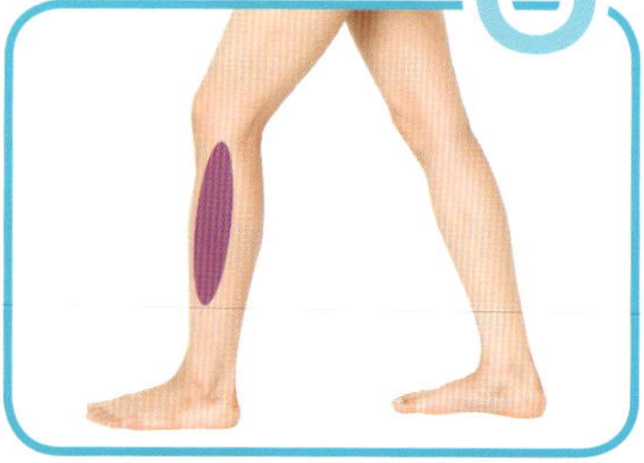

長腓骨筋（ちょうひこつきん）

胆のう系ラインでひざを引き締めるためにほぐす筋肉は、すねの外側にある「長腓骨筋」。ひざには筋肉がないので、ひざの動きをサポートする筋肉をほぐす。そのほかのラインでほすぐのは大腿四頭筋、ハムストリング、前脛骨筋。

終わりのツボ 2

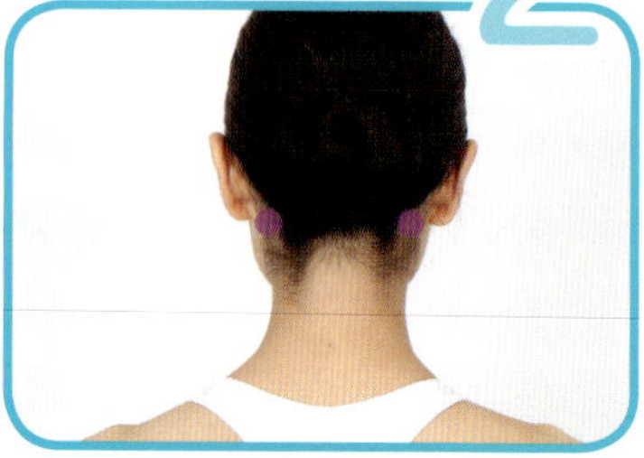

風池（ふうち）

ひざを引き締める胆のう経ラインの終わりのツボは「風池」。耳たぶの後ろの大きな骨の下側から水平に後頭部に向かって指２本分のところにある。

【効能】頭痛、肩こり、目の疲れなどに効果がある。風邪の症状や不眠症、二日酔いなどにも効果がある。

START

床に座り、マッサージする側のひざを立て、その足に同側の手を伸ばす。

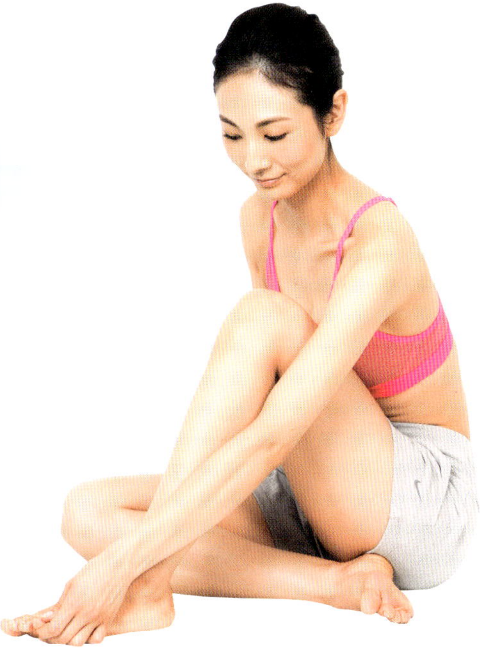

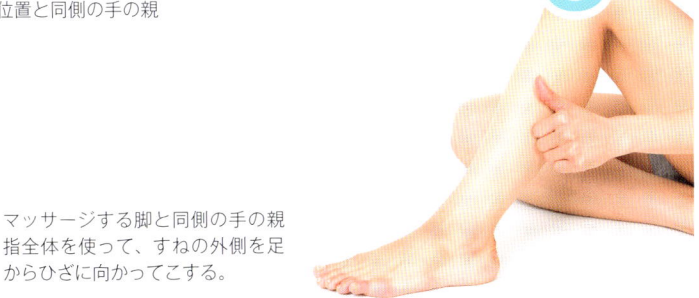

ツボ押し 1

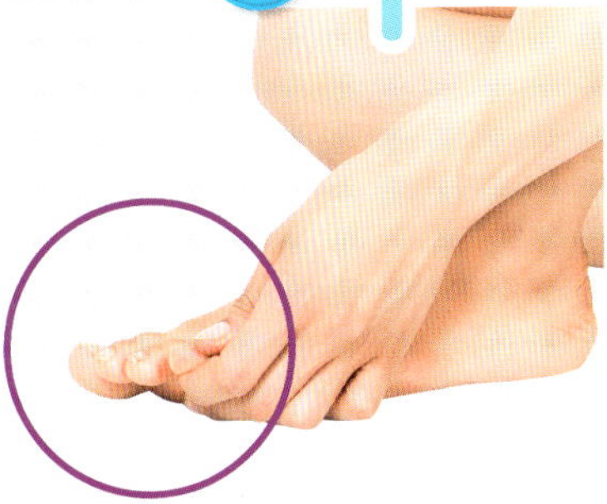

手で足の薬指を握り、竅陰を親指で強く押して刺激する。

ツボ押し 2

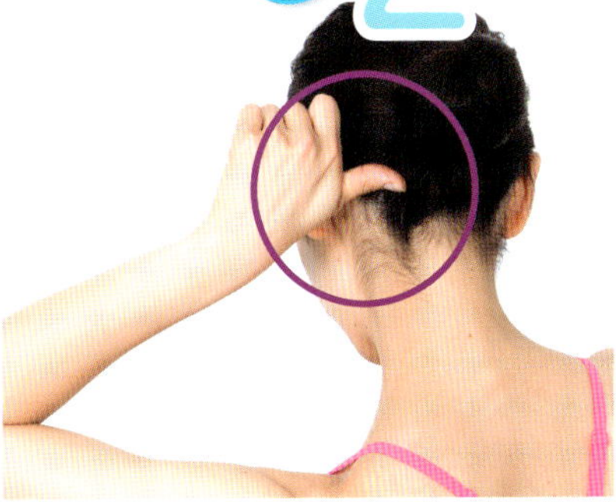

後頭部にある風池を、ツボの位置と同側の手の親指で押す。

マッサージ 3

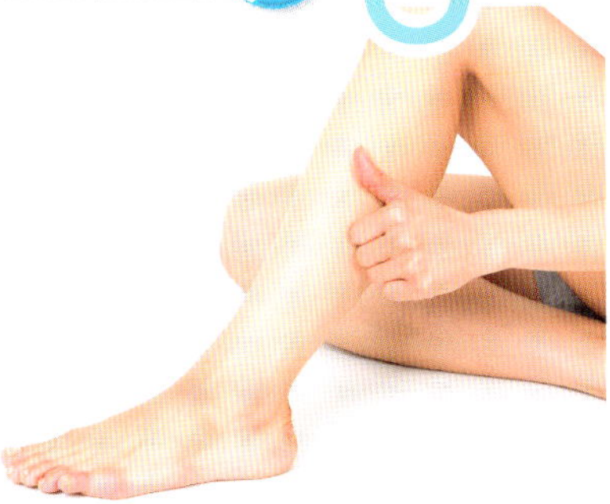

マッサージする脚と同側の手の親指全体を使って、すねの外側を足からひざに向かってこする。

たぷたぷをすっきりシャープにする

ふくらはぎ ①

同じ姿勢を続けるとむくみがちなふくらはぎ。
ケアをおろそかにするとすぐにたるみます。

こんな人におすすめ!

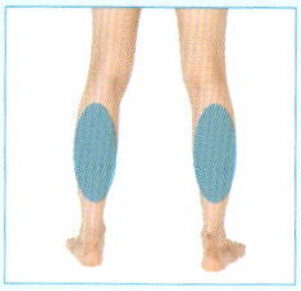

○ むくむことがよくある
○ なんとなく張っている

膀胱経ライン

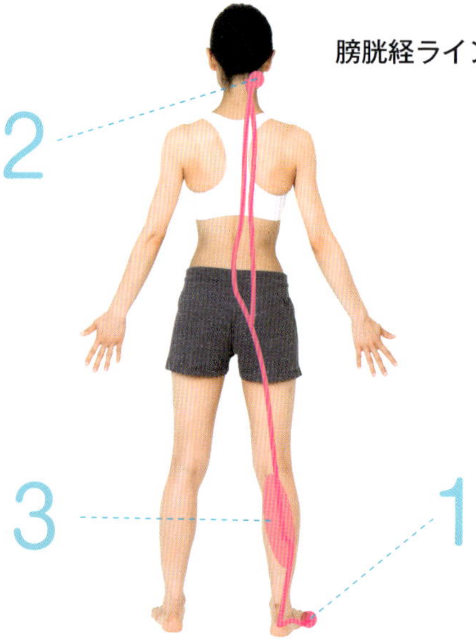

始まりのツボ 1

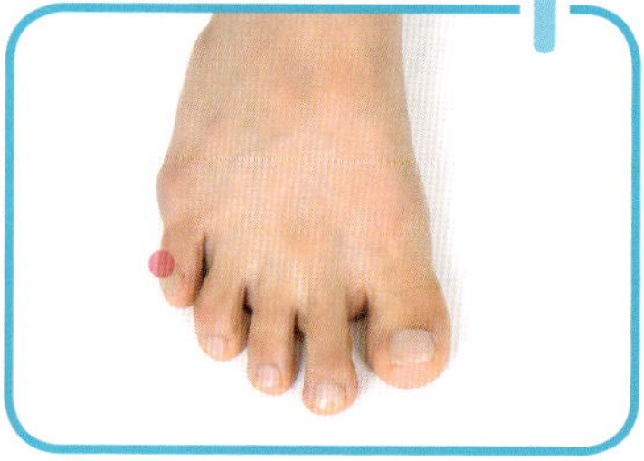

至陰(しいん)

ふくらはぎをシャープにする膀胱経ラインの始まりのツボは「至陰」。小指の爪の生え際、外側にある。

【効能】腎臓の働きを活発にし、冷え性の改善、頭痛に効果がある。また集中力を高めるときにも効果がある。

ほぐす筋肉 3

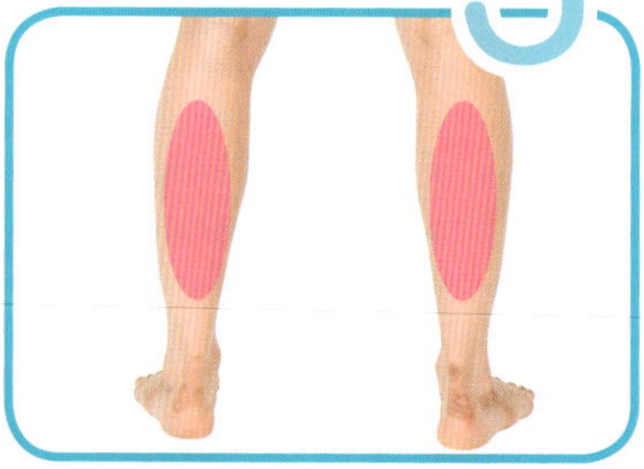

腓腹筋(ひふくきん)

ふくらはぎをシャープにするためにほぐす膀胱経ラインの筋肉は、「腓腹筋」。ひざと足の2つの関節にまたがる筋肉である。

【働き】腓腹筋は、つま先を下に向けたり、ひざを曲げるときに働く。腓腹筋の深部にヒラメ筋がある。

終わりのツボ 2

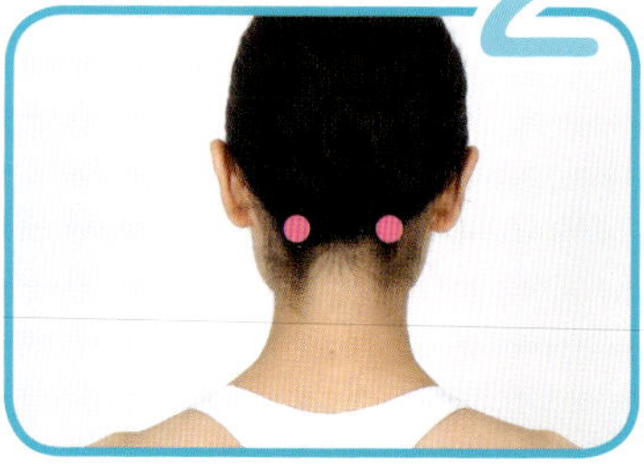

天柱(てんちゅう)

ふくらはぎをシャープにする膀胱経ラインの終わりのツボは「天柱」。首と頭のつなぎ目の中央から左右に指1本分のところにある。

【効能】首のこり、頭痛、肩こり、全身のだるさ、目の疲れなどに効果がある。

START

床に座り、マッサージする側のひざを立て、その足に同側の手を伸ばす。

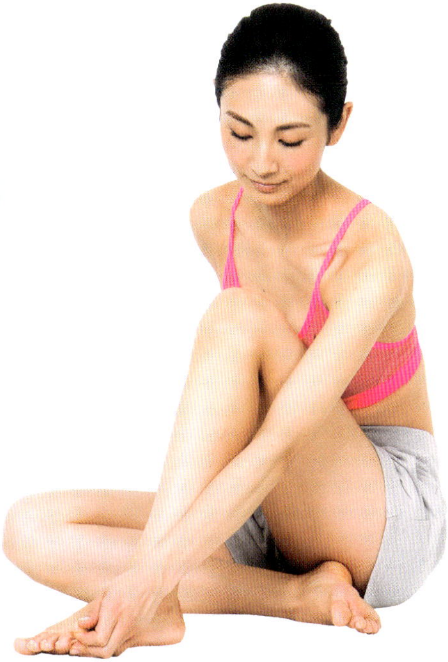

ツボ押し 1

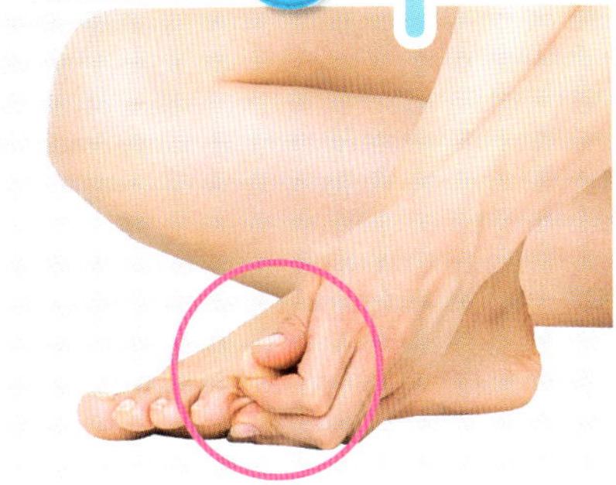

手で足の小指を握り、至陰を親指で強く押して刺激する。

ツボ押し 2

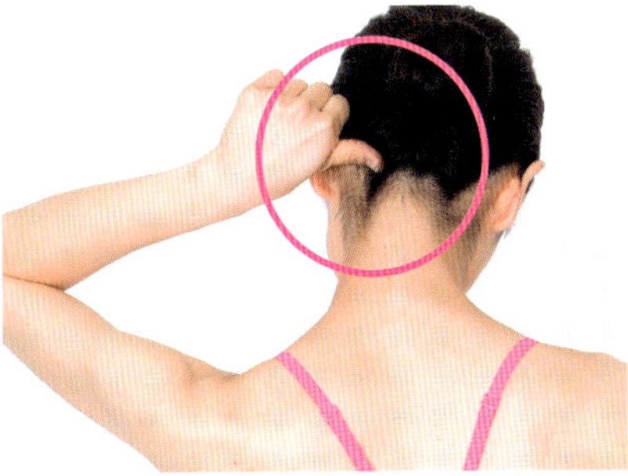

後頭部にある天柱を、ツボの位置と同側の手の親指で押す。

マッサージ 3

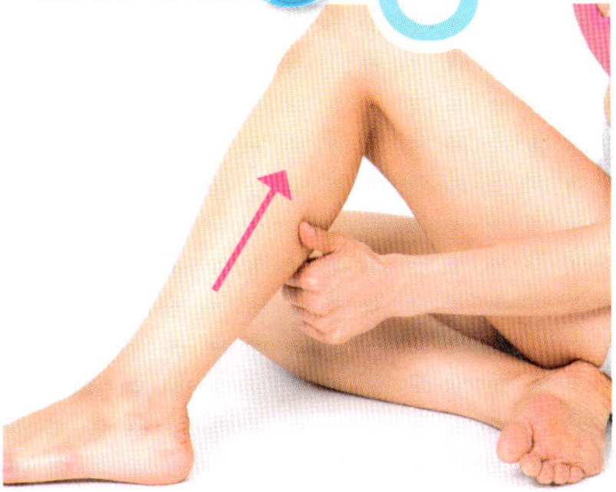

マッサージする脚と同側の手の親指全体を使って、ふくらはぎを足からひざに向かってこする。

たぷたぷをすっきりシャープにする

ふくらはぎ ②

ふくらはぎをシャープにする２つ目のラインは胆のう経ライン。
余分な水分と老廃物を取り除いておきましょう。

こんな人におすすめ！

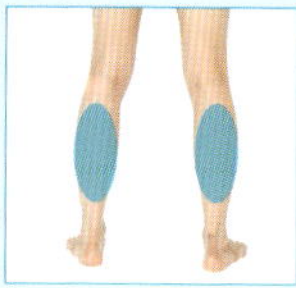

- ○ むくむことがよくある
- ○ なんとなく張っている

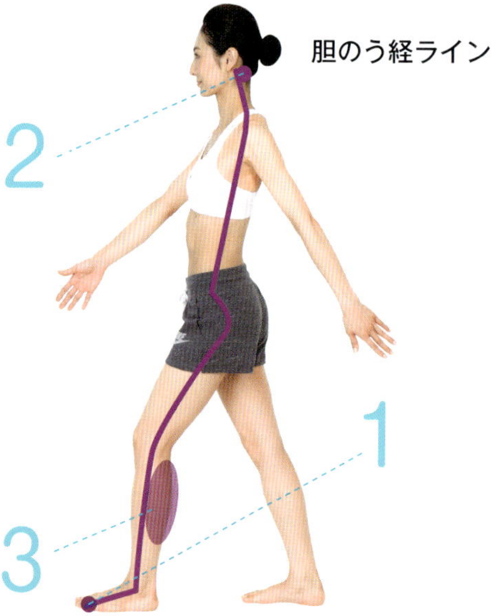

始まりのツボ 1

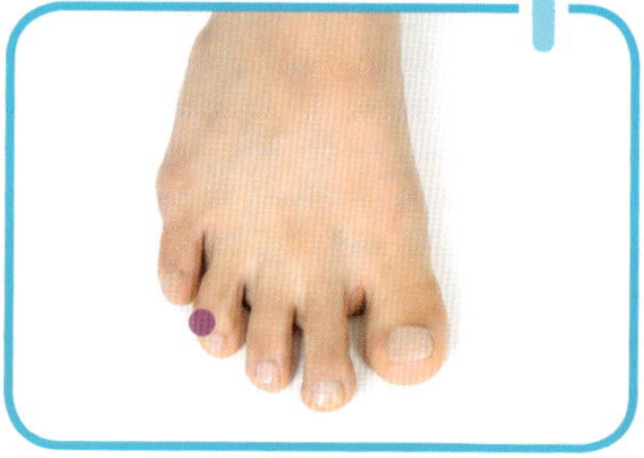

竅陰（きょういん）

ふくらはぎをシャープにする胆のう経ラインの始まりのツボは「竅陰」。薬指の爪の生え際、小指側の角から外側2mmくらいのところにある。

【効能】頭痛、腹痛、ストレス、疲労解消、眼精疲労、肩こりなどに効果がある。

ほぐす筋肉 3

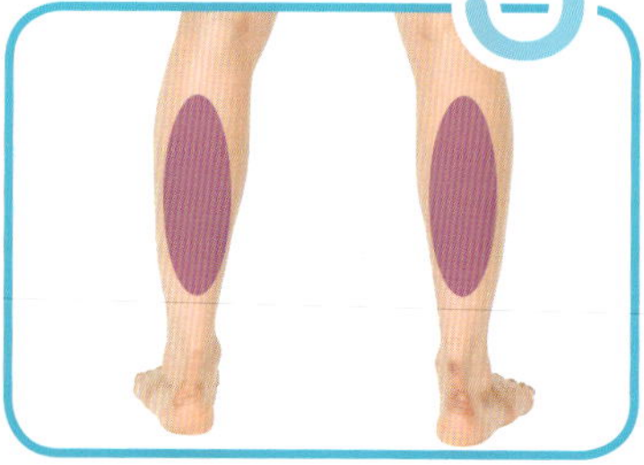

腓腹筋（ひふくきん）

ふくらはぎをシャープにするためにほぐす胆のう経ラインの筋肉は、「腓腹筋」。ひざと足の2つの関節にまたがる筋肉である。

【働き】腓腹筋は、つま先を下に向けたり、ひざを曲げるときに働く。腓腹筋の深部にヒラメ筋がある。

終わりのツボ 2

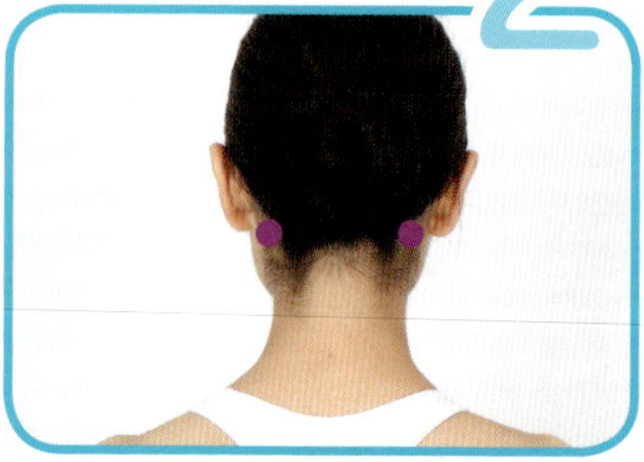

風池（ふうち）

ふくらはぎをシャープにする胆のう経ラインの終わりのツボは「風池」。耳たぶの後ろの大きな骨の下側から水平に後頭部に向かって指２本分のところにある。

【効能】頭痛、肩こり、目の疲れなどに効果がある。風邪の症状や不眠症、二日酔いなどにも効果がある。

START

床に座り、マッサージする側のひざを立て、その足に同側の手を伸ばす。

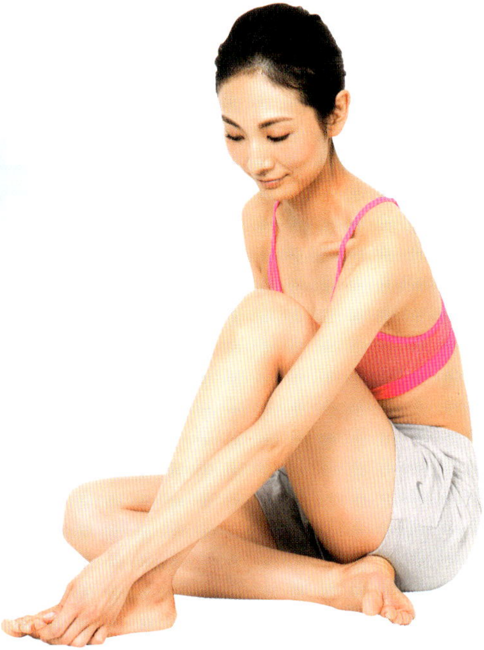

ツボ押し 1

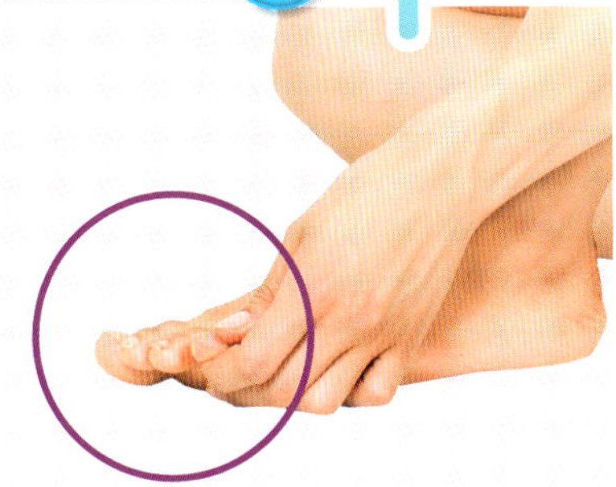

手で足の薬指を握り、竅陰を親指で強く押して刺激する。

ツボ押し 2

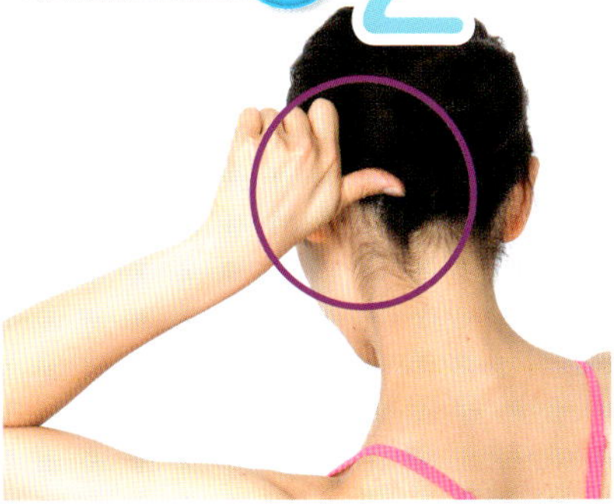

後頭部にある風池を、ツボの位置と同側の手の親指で押す。

マッサージ 3

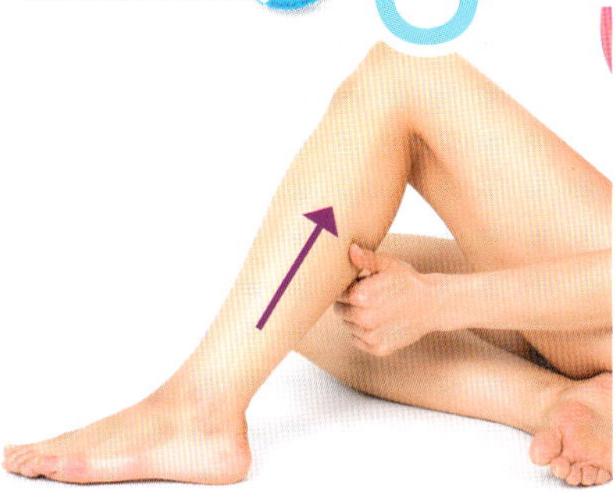

マッサージする脚と同側の手の親指全体を使って、ふくらはぎを足からひざに向かってこする。

たぷたぷをすっきりシャープにする

ふくらはぎ ③

ふくらはぎをシャープにする３つ目のラインは腎臓経ライン。
ふくらみの位置が高くなると美しく見えます。

こんな人におすすめ！

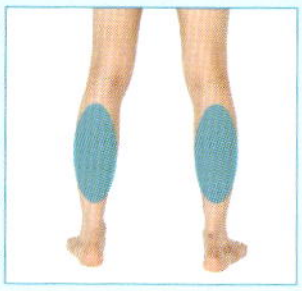

○ むくむことがよくある
○ なんとなく張っている

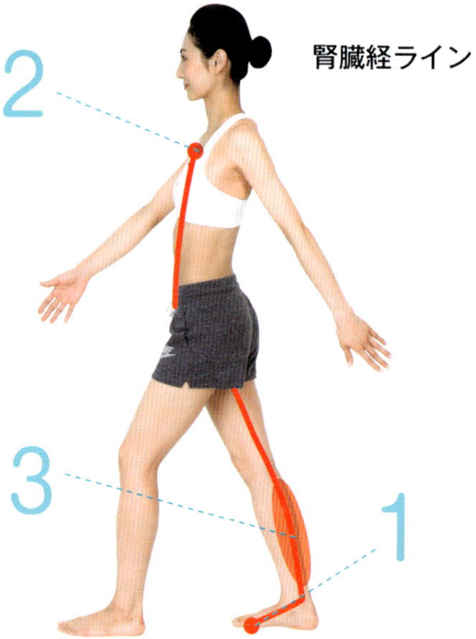

始まりのツボ 1

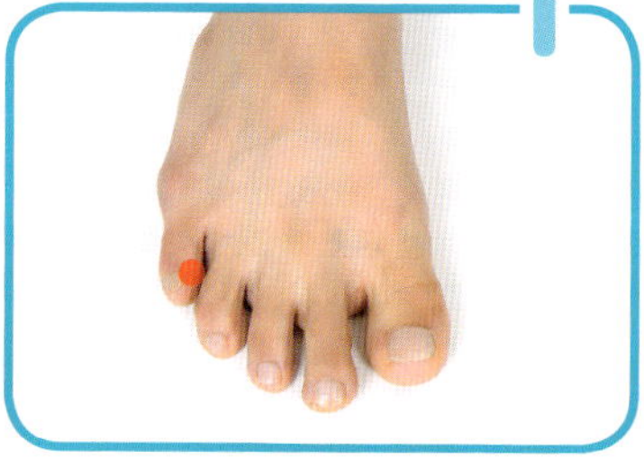

内至陰（ないしいん）

ふくらはぎをシャープにする腎臓経ラインの始まりのツボは「内至陰」。小指の爪の生え際、薬指側の角から内側に2mmくらいのところにある。

【効能】腎臓の機能を助けるツボで、だるさ、精神疲労などを回復させる効果がある。

ほぐす筋肉 3

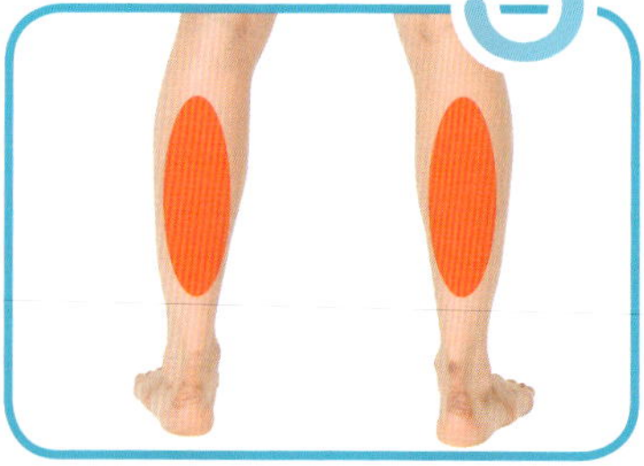

腓腹筋（ひふくきん）

ふくらはぎをシャープにするためにほぐす腎臓経ラインの筋肉は、「腓腹筋」。ひざと足の2つの関節にまたがる筋肉である。

【働き】腓腹筋は、つま先を下に向けたり、ひざを曲げるときに働く。腓腹筋の深部にヒラメ筋がある。

終わりのツボ 2

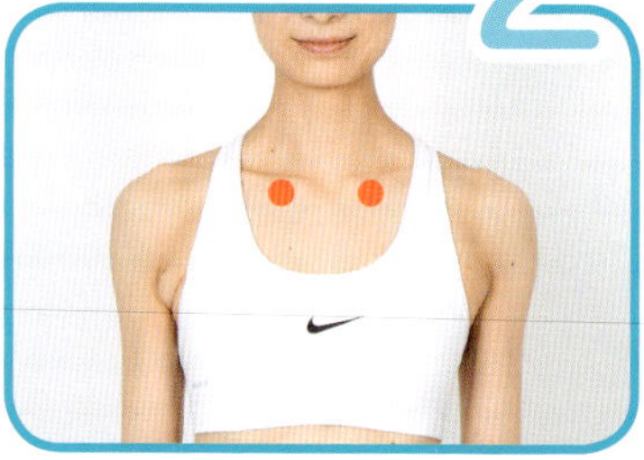

兪府（ゆふ）

ふくらはぎをシャープにする腎臓経ラインの終わりのツボは「兪府」。鎖骨の下の隆起している部分の、すぐ下のくぼみにある。

【効能】心臓疾患、ぜん息などに効果がある。体のだるさを解消し、ストレスを和らげてくれる。

START

椅子に座り、マッサージする側の足にどちらか一方の手が届くように体を前に倒す。

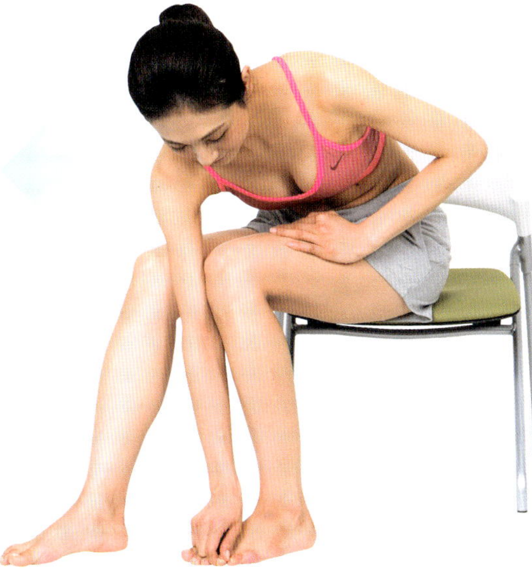

ツボ押し 1

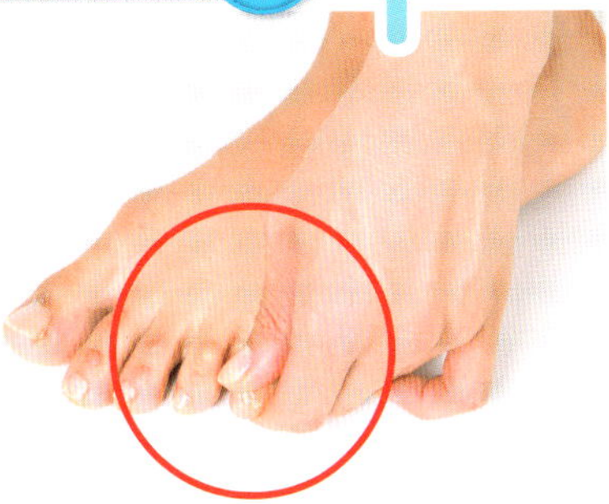

左右どちらかの手で足の小指を握り、内至陰を親指で強く押して刺激する。

ツボ押し 2

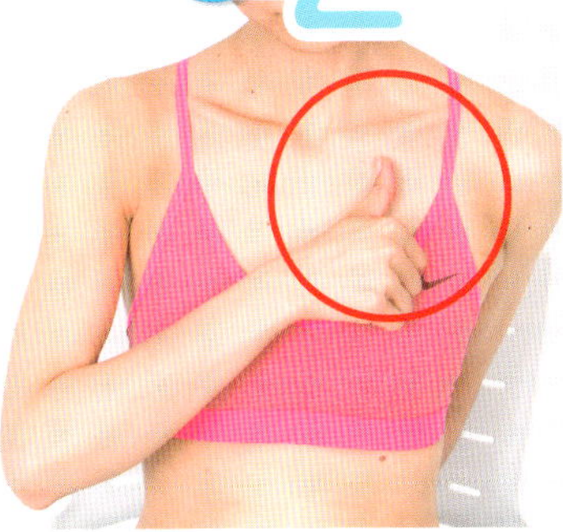

鎖骨にある兪府を、ツボの位置とは逆側の手の親指で押す。

マッサージ 3

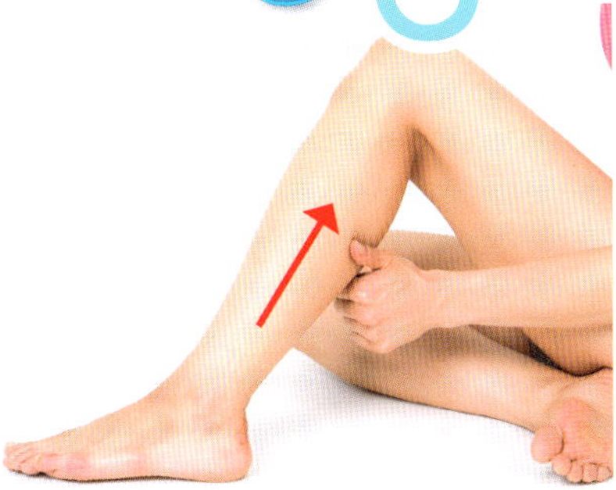

マッサージする脚と同側の手の親指全体を使って、ふくらはぎを足からひざに向かってこする。

むくみをとってほっそりさせる

足首①

脂肪はつきにくいけど、よくむくむ足首。
スッキリ足首も美脚のポイントになります。

こんな人におすすめ！

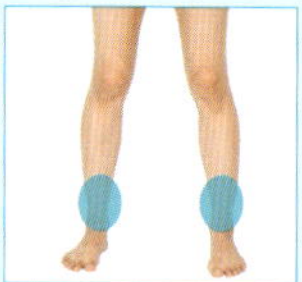

- ○ 靴下のあとが残る
- ○ アキレス腱が見えにくい

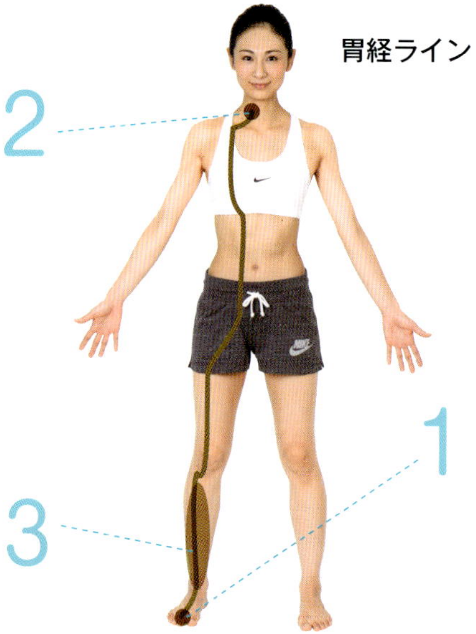

始まりのツボ 1

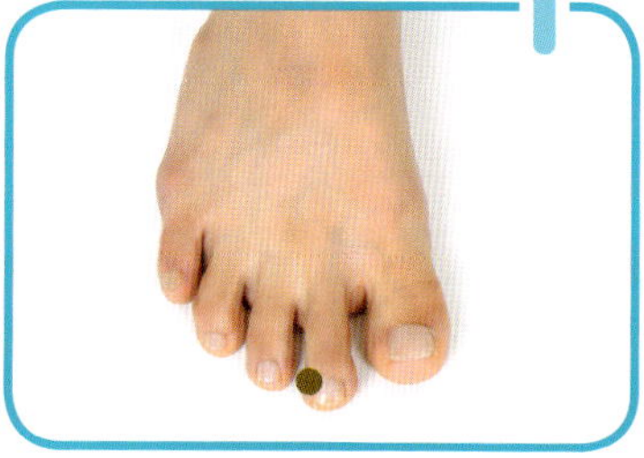

厲兌（れいだ）

足首をほっそりさせる胃経ラインの始まりのツボは「厲兌」。人さし指の爪の生え際、中指側の角から外側2mmくらいのところにある。

【効能】胃痛、食欲抑制、胃もたれ、二日酔いなど、胃腸系に効果がある。

ほぐす筋肉 3

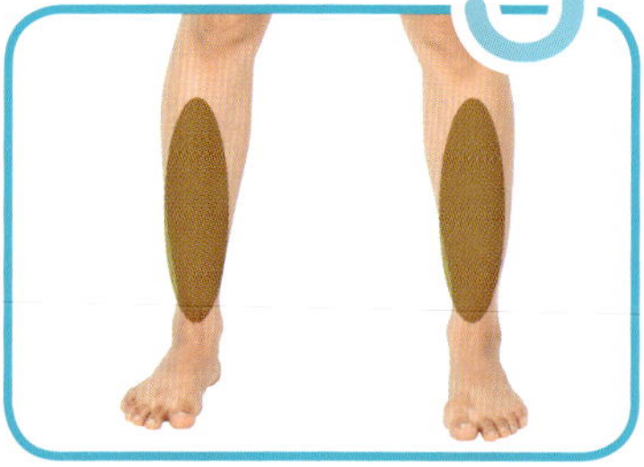

前脛骨筋（ぜんけいこつきん）

胃経ラインで足首をほっそりさせるためにほぐす筋肉は、すねの前側にある「前脛骨筋」。足首には筋肉がないので、足を曲げたり反らしたりする動きをサポートする筋肉をほぐす。そのほかのラインでほぐすのは腓腹筋。

終わりのツボ 2

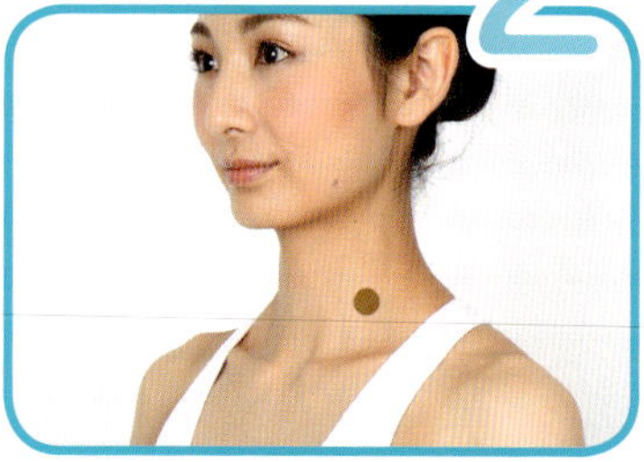

人迎（じんげい）

足首をほっそりさせる胃経ラインの終わりのツボは「人迎」。のどぼとけの中心から指2本分外側にある。

【効能】高血圧、のどの痛みや腫れ、せき、ぜん息、声のかすれなどに効果がある。

START

床に座り、マッサージする側のひざを立て、その足に逆側の手を伸ばす。

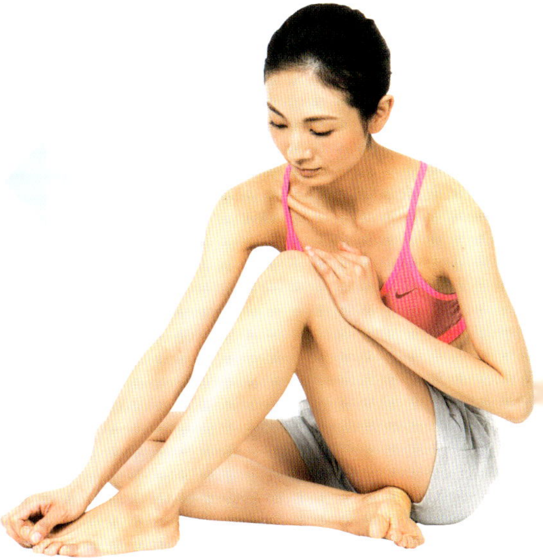

ツボ押し 1

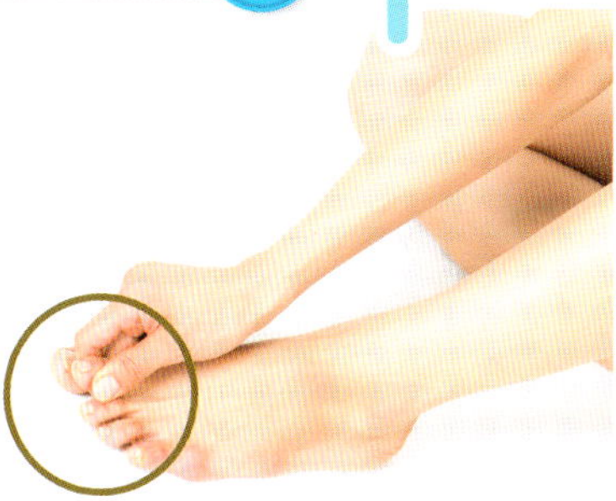

手で足の人さし指を握り、厲兌を親指で強く押して刺激する。

ツボ押し 2

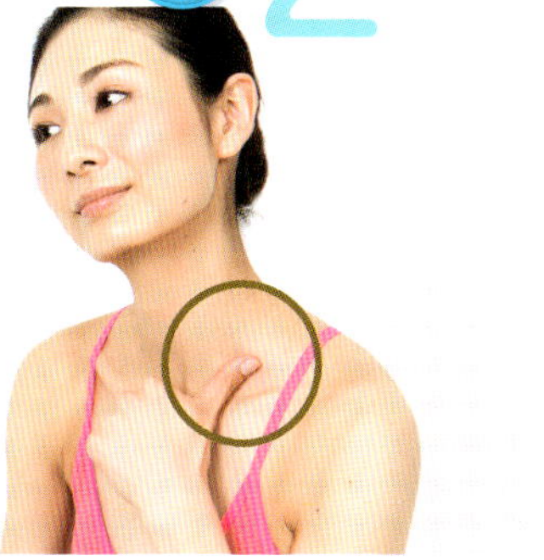

首の付け根にある人迎を、ツボの位置と同側の手の親指で押す。

マッサージ 3

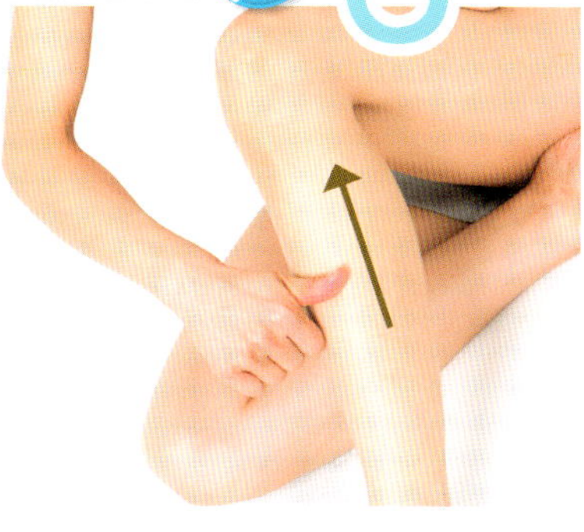

マッサージする脚とは逆側の手の親指全体を使って、すねの前側を足からひざに向かってこする。

むくみをとってほっそりさせる

足首 ②

足首をほっそりさせる２つ目のラインは膀胱経ライン。
ハイヒールが似合う素敵な足首を目指しましょう。

こんな人におすすめ！

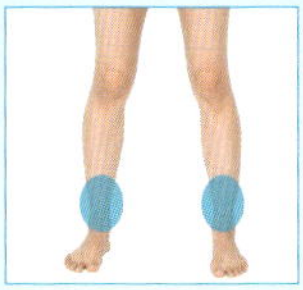

○ 靴下のあとが残る
○ アキレス腱が見えにくい

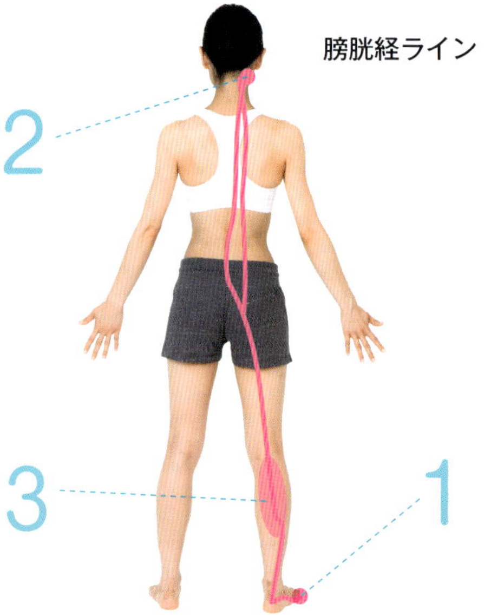

始まりのツボ 1

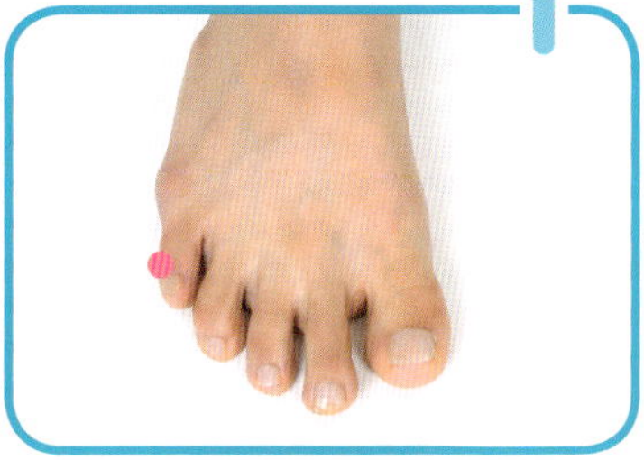

至陰（しいん）

足首をほっそりさせる膀胱経ラインの始まりのツボは「至陰」。小指の爪の生え際、外側にある。

【効能】腎臓の働きを活発にし、冷え性の改善、頭痛に効果がある。また集中力を高めるときにも効果がある。

ほぐす筋肉 3

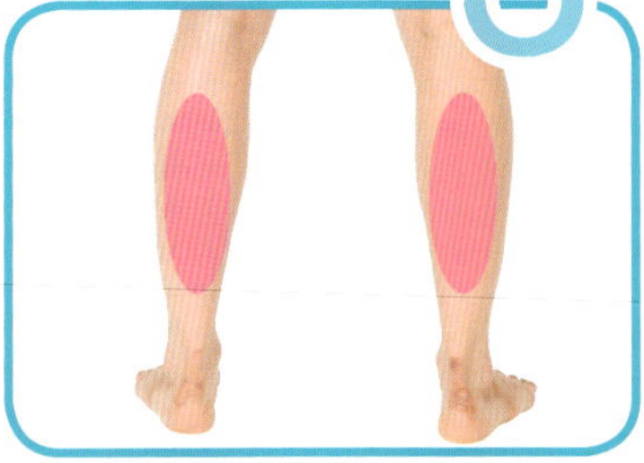

腓腹筋（ひふくきん）

膀胱経ラインで足首をほっそりさせるためにほぐす筋肉は、ふくらはぎの「腓腹筋」。足首には筋肉がないので、足を曲げたり反らしたりする動きをサポートする筋肉をほぐす。そのほかのラインでほぐすのは前脛骨筋。

終わりのツボ 2

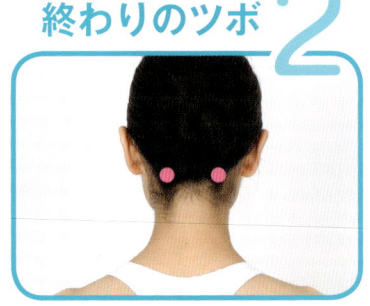

天柱（てんちゅう）

足首をほっそりさせる膀胱経ラインの終わりのツボは「天柱」。首と頭のつなぎ目の中央から左右に指１本分のところにある。

【効能】首のこり、頭痛、肩こり、全身のだるさ、目の疲れなどに効果がある。

START

床に座り、マッサージする側のひざを立て、その足に同側の手を伸ばす。

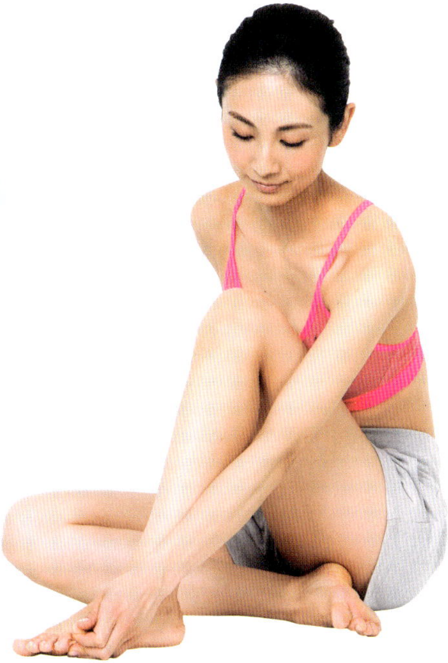

ツボ押し 1

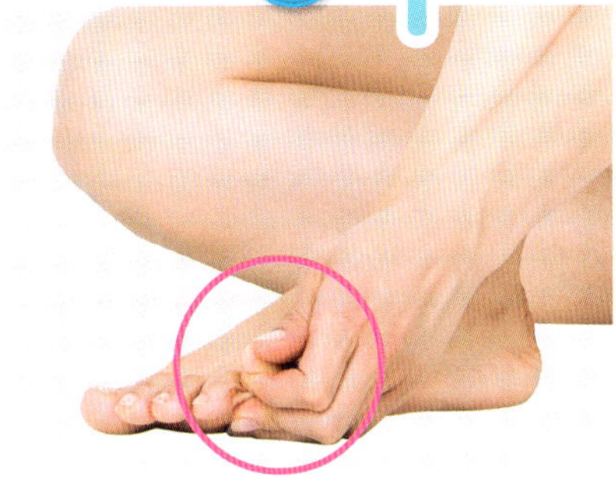

手で足の小指を握り、至陰を親指で強く押して刺激する。

ツボ押し 2

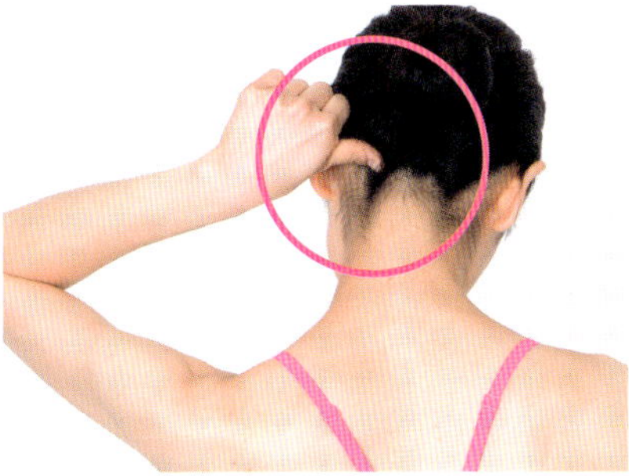

後頭部にある天柱を、ツボの位置と同側の手の親指で押す。

マッサージ 3

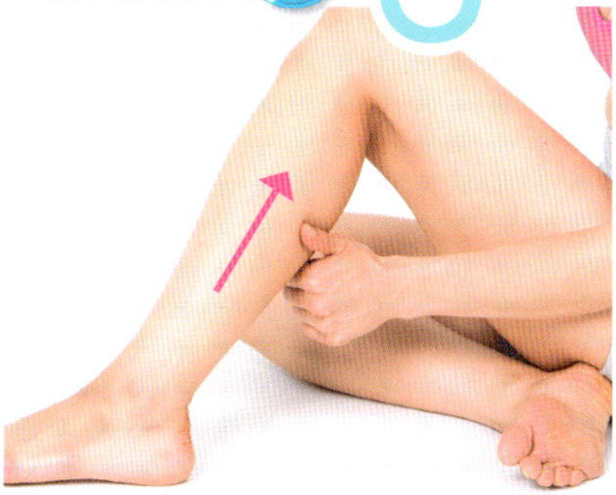

マッサージする脚と同側の手の親指全体を使って、すねの前側を足からひざに向かってこする。

むくみをとってほっそりさせる

足首③

足首をほっそりさせる３つ目のラインは肝臓経ライン。
埋もれたアキレス腱とはサヨナラしましょう。

こんな人におすすめ！

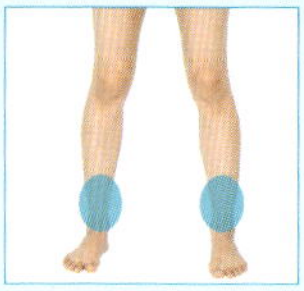

- ○ 靴下のあとが残る
- ○ アキレス腱が見えにくい

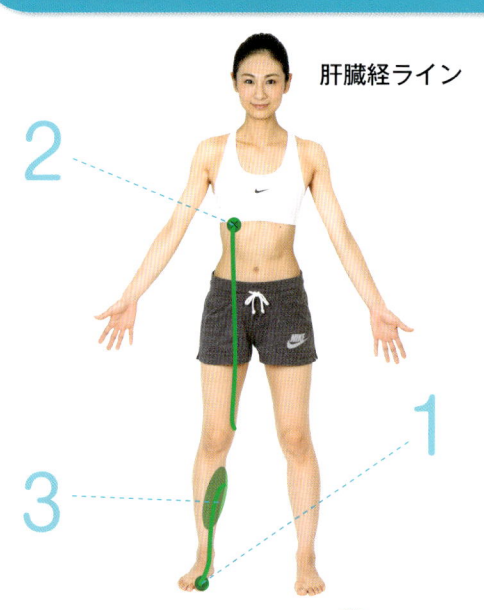

始まりのツボ 1

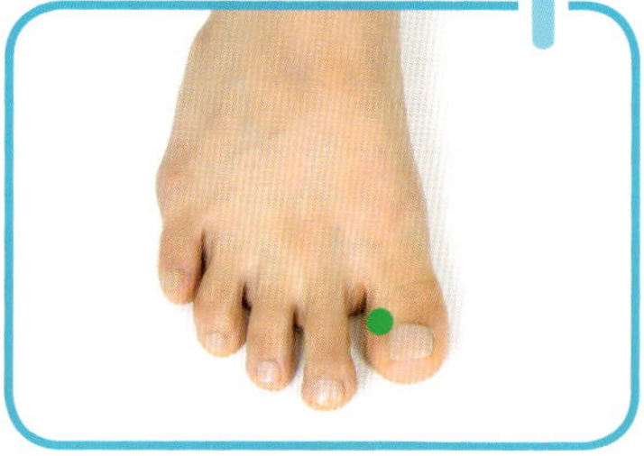

大敦（だいとん）

内ももを引き締めるラインの始まりのツボは「大敦」。親指の爪の生え際、人さし指側の角から外側に2mmくらいのところにある。

【効能】めまい、頭痛、胃痛、夜尿症、婦人病（生理痛や生理不順など）、てんかんなどに効果があり、不安や怒り、疲れをやわらげる。

ほぐす筋肉 3

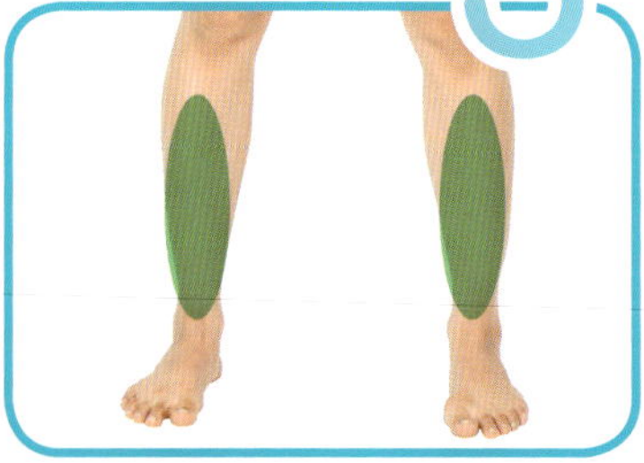

前脛骨筋（ぜんけいこつきん）

肝臓経ラインで足首をほっそりさせるためにほぐす筋肉は、すねにある「前脛骨筋」。足首には筋肉がないので、足を曲げたり反らしたりする動きをサポートする筋肉をほぐす。そのほかのラインでほぐすのは腓腹筋。

終わりのツボ 2

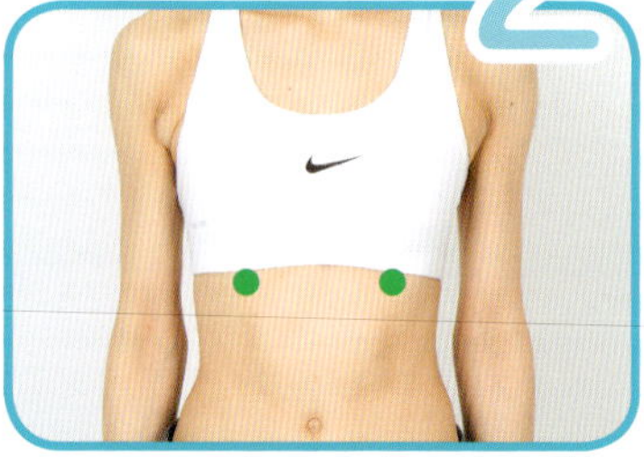

章門（しょうもん）

足首をほっそりさせる肝臓経ラインの終わりのツボは「章門」。下から2番目の肋骨の端にある。

【効能】胃痛、吐き気、胸やけ、消化不良など、消化器系の症状に効果がある。

START

椅子に座り、マッサージする側の足を、もう片方のひざの上に乗せる。

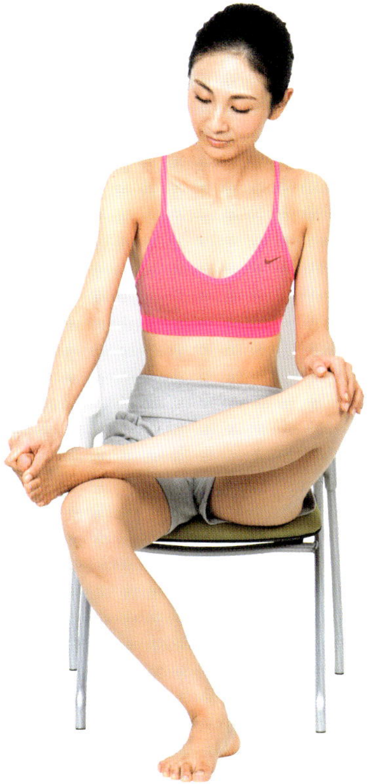

ツボ押し 1

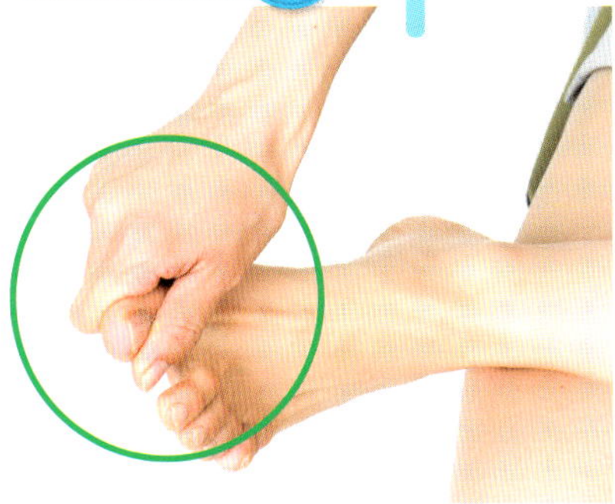

ひざの上に乗せた足とは逆側の手で足の親指を握り、大敦を親指で強く押して刺激する。

ツボ押し 2

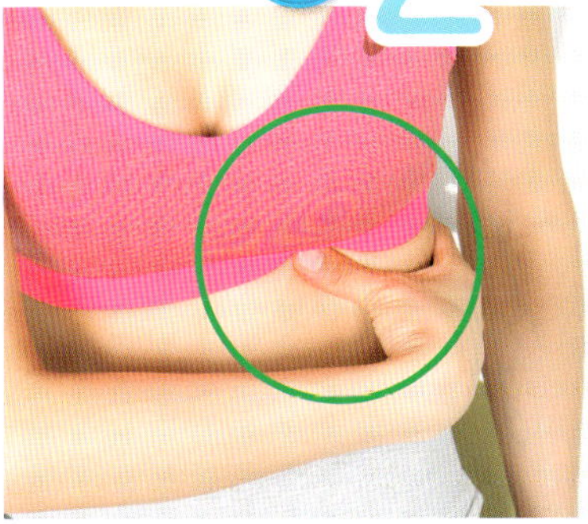

下から2番目の肋骨の端にある章門を、ツボの位置とは逆側の手の親指で押す。

マッサージ 3

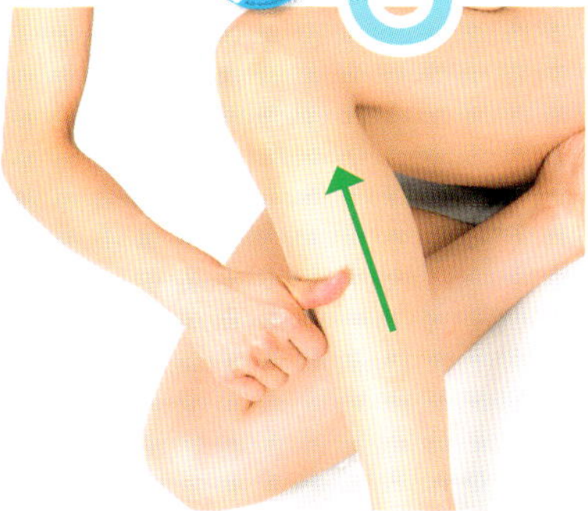

マッサージする脚とは逆側の手の親指全体を使って、すねの横側を足からひざに向かってこする。

リンパ節をほぐしてスッキリ ③

ひざから下

ひざから下のリンパが集まる膝窩のリンパ節。
しっかりほぐしてふくらはぎや足首をほっそりさせましょう。

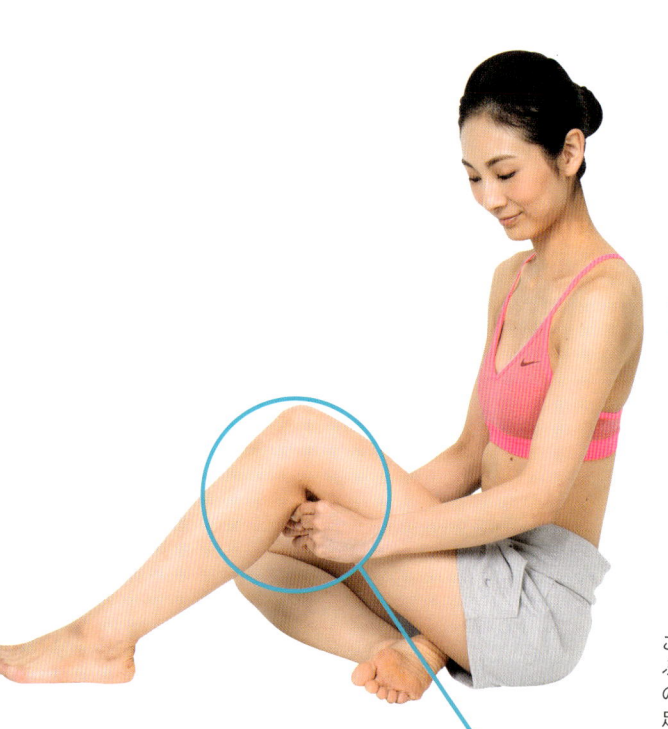

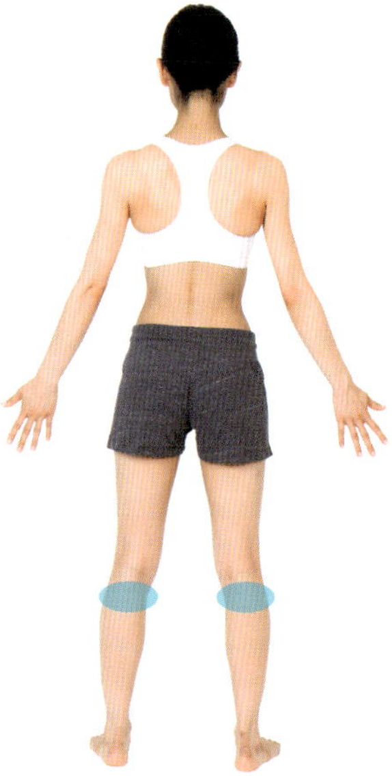

膝窩リンパ

ここに老廃物や余分な水分が滞ると、ふくらはぎや足首がたるみ、メリハリのない脚になる。また、ふくらはぎや足指がつる原因にもなる。

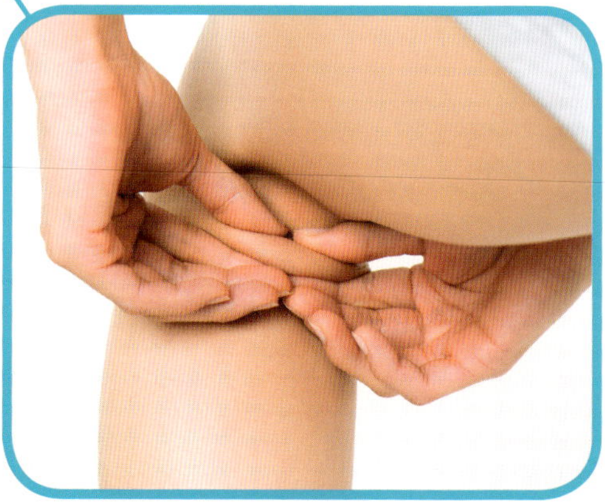

床に座って、片ひざを軽く曲げて立て、両手でひざ裏の下側の皮を引っ張ってリンパ節をほぐす。

PART 6

上半身

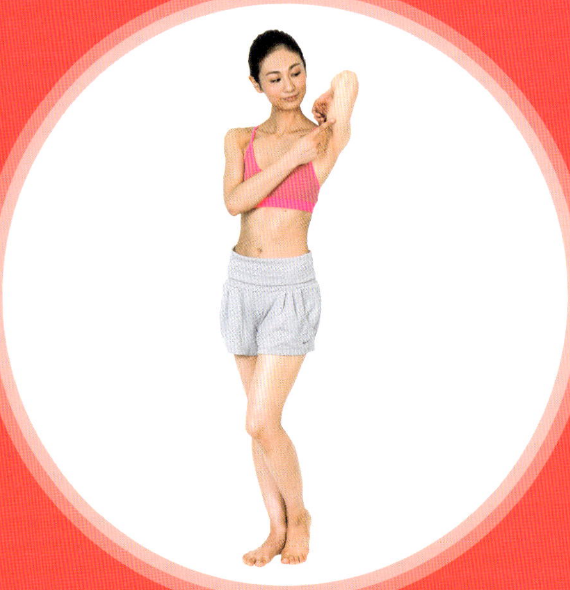

PART⑥でのツボ＆リンパマッサージのターゲットは「上半身」。二の腕、下背、フェイスライン、首と上半身の部位を4つに分類して各マッサージ方法を紹介します。関連するリンパ節ほぐしもしっかり覚えましょう。

ぷよぷよ振袖状態をスリムにする

二の腕 ①

意識していないとたるみがちな二の腕。
しっかりケアして引き締めておきましょう。

こんな人におすすめ！

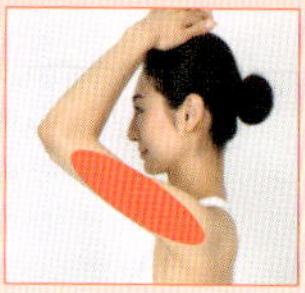

- ○ 腕を上げると振袖状態
- ○ ぷよぷよしてやわらかい

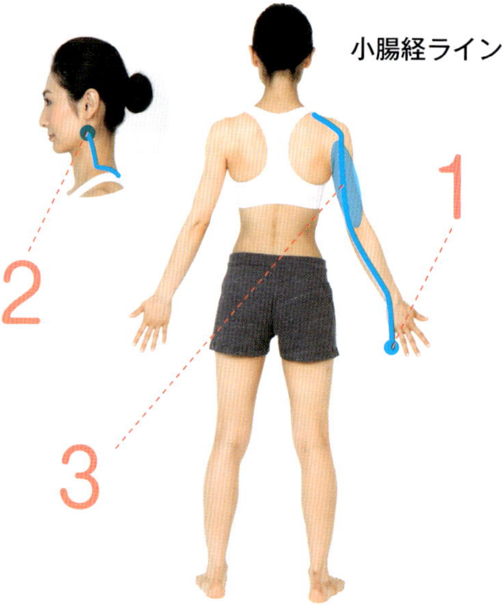

始まりのツボ 1

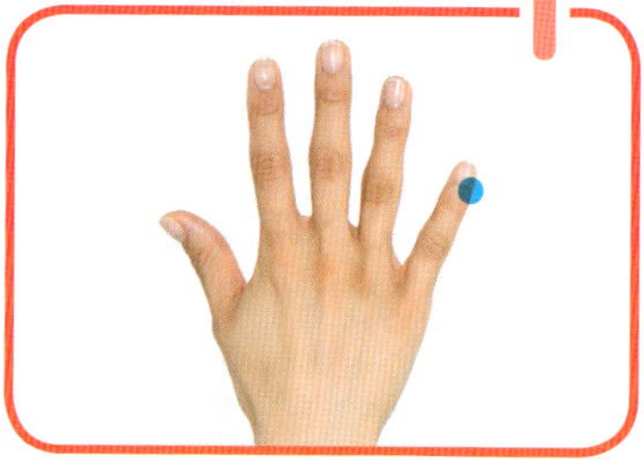

少沢（しょうたく）

二の腕をスリムにする小腸経ラインの始まりのツボは「少沢」。小指の爪の生え際、外側にある。

【効能】狭心症、胸の痛み、のどの痛みなどに効果がある。気を失ったときの救急療法としても用いられる。

終わりのツボ 2

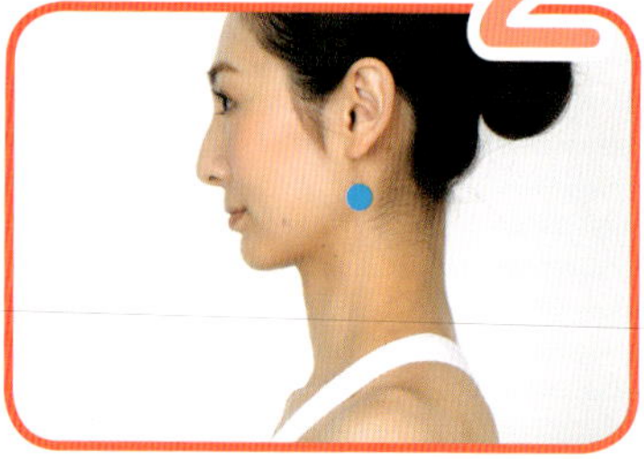

天容（てんよう）

二の腕をスリムにする小腸経ラインの終わりのツボは「天容」。耳の後ろの骨のふくらみ（乳様突起）から1cm下にある。

【効能】のどの痛み、首こり、寝違え、耳鳴りなどに効果がある。

ほぐす筋肉 3

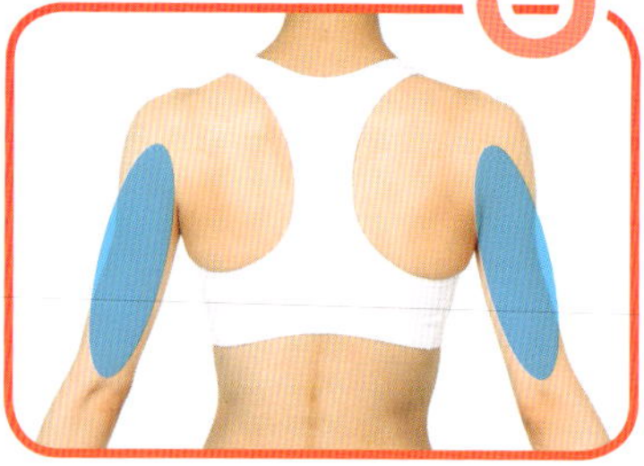

上腕三頭筋（じょうわんさんとうきん）

二の腕をスリムにするためにほぐす筋肉は、上腕の裏側にある「上腕三頭筋」。たるんでくるのはこの部分である。

【働き】上腕三頭筋は、ひじを伸ばすときに働く。曲げるときに働くのは「力こぶ」ができる上腕二頭筋である。

START

真っすぐに立ち、マッサージする側の手の小指を、もう片方の手でつかむ。

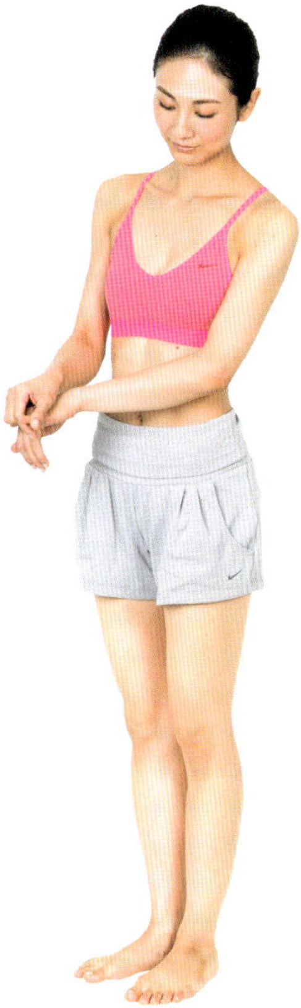

ツボ押し 1

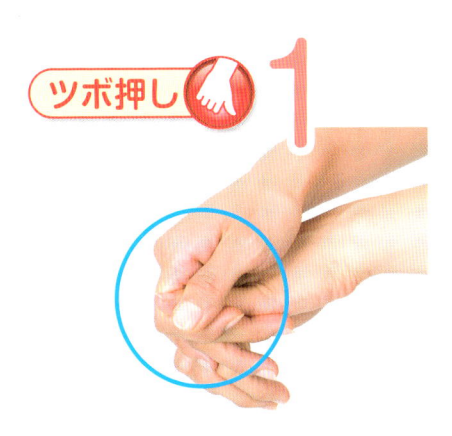

小指をつかんでいる手の親指で、少沢を強く押して刺激する。

ツボ押し 2

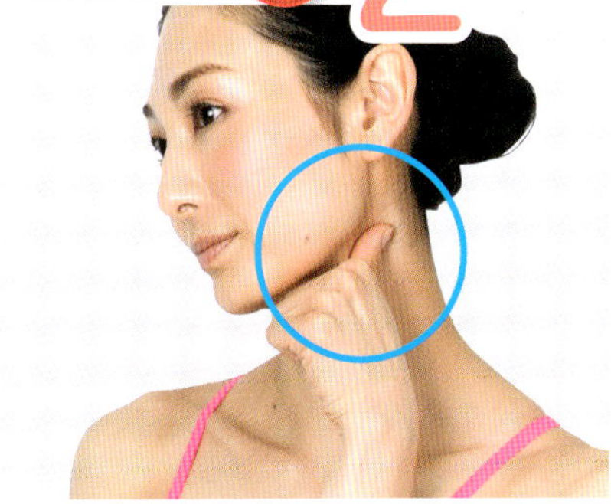

首にある天谷を、ツボの位置と同側の手の親指で押す。

マッサージ 3

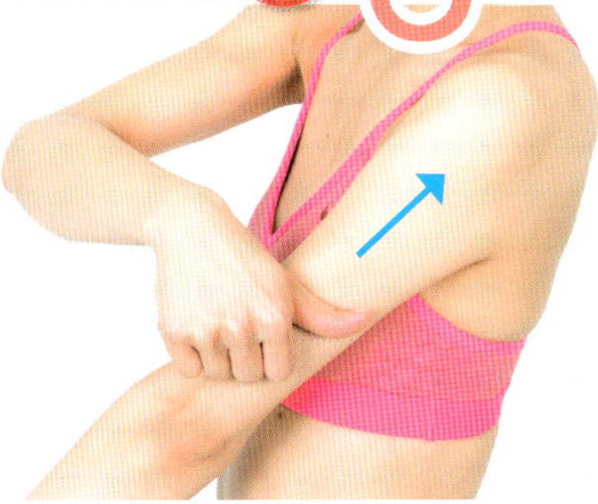

マッサージする腕とは逆側の手の親指全体を使って、腕の裏側をひじから肩に向かってこする。

ぷよぷよ振袖状態をスリムにする

二の腕 ②

二の腕をスリムにする２つ目のラインは三焦経ライン。
スッキリすると半袖シャツも安心です。

こんな人におすすめ！

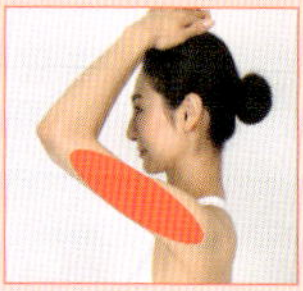

○ 腕を上げると振袖状態
○ ぷよぷよしてやわらかい

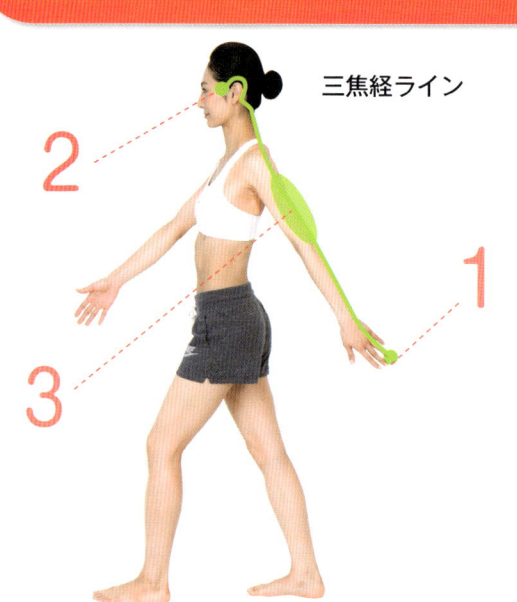

始まりのツボ 1

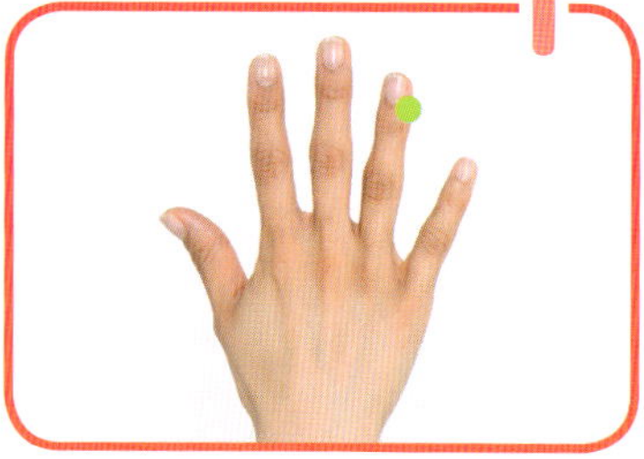

関衝（かんしょう）

二の腕をスリムにする三焦経ラインの始まりのツボは「関衝」。薬指の爪の生え際、小指側２～3mmのところにある。

【効能】頭痛、耳鳴り、高血圧、イライラなどに効果がある。乗り物酔いやめまいの救急用としても効果がある。

ほぐす筋肉 3

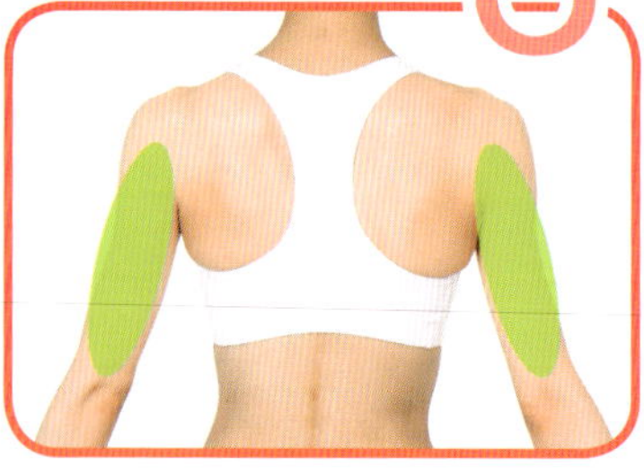

上腕三頭筋（じょうわんさんとうきん）

二の腕をスリムにするためにほぐす筋肉は、上腕の裏側にある「上腕三頭筋」。たるんでくるのはこの部分である。

【働き】上腕三頭筋は、ひじを伸ばすときに働く。曲げるときに働くのは「力こぶ」ができる上腕二頭筋である。

終わりのツボ 2

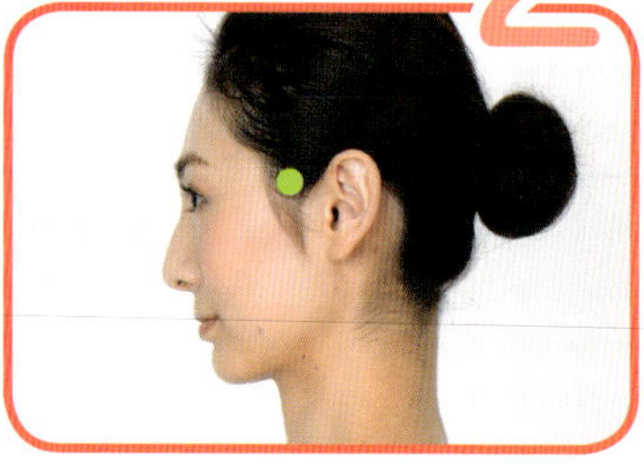

和髎（わりょう）

二の腕をスリムにする三焦経ラインの終わりのツボは「和髎」。メガネをかけたときのフレームのライン上に脈を感じる部分がある。そこにツボがある。

【効能】頭痛、目の疲れ、目のかすみ、耳鳴りなどに効果がある。

START

真っすぐに立ち、マッサージする側の
手の薬指を、もう片方の手でつかむ。

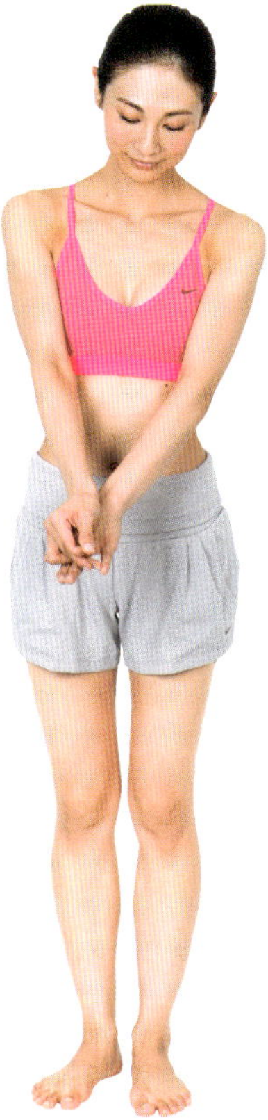

ツボ押し 1

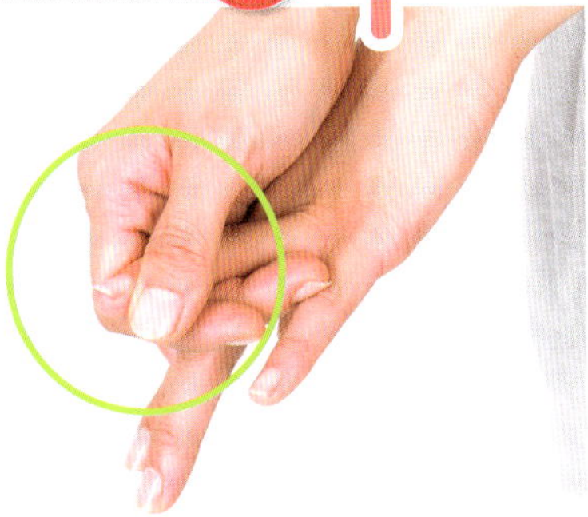

薬指をつかんでいる手の親指で、関衝を強く押して刺激する。

ツボ押し 2

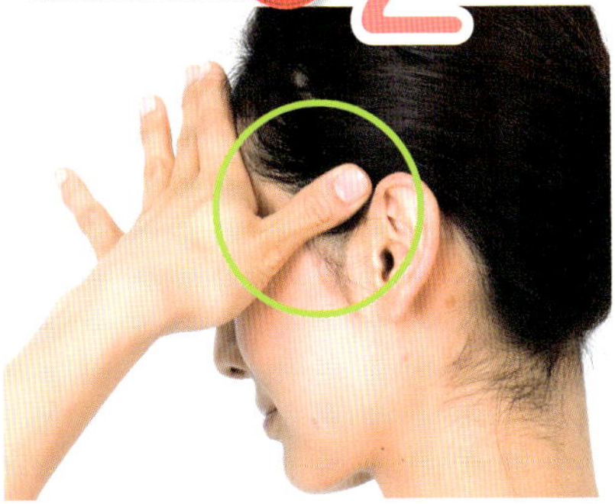

こめかみにある和髎を、ツボの位置と同側の手の親指で押す。

マッサージ 3

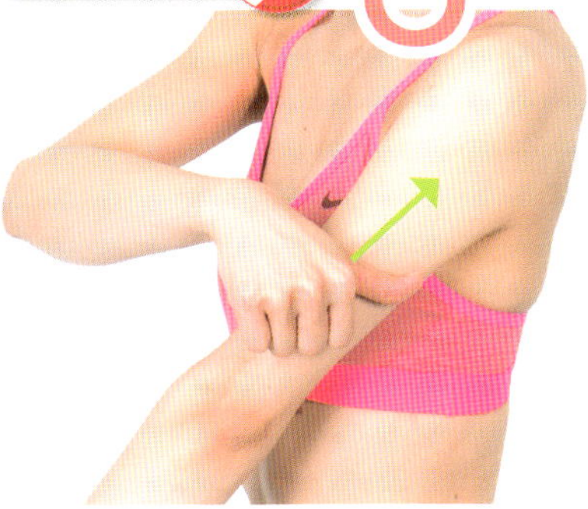

マッサージする腕とは逆側の手の親指全体を使って、腕の裏側をひじから肩に向かってこする。

ぷよぷよ振袖状態をスリムにする

二の腕③

こんな人におすすめ！

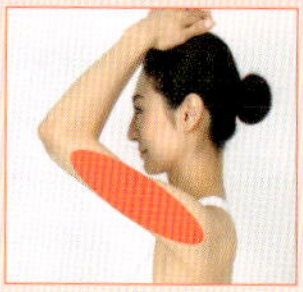

- 腕を上げると振袖状態
- ぷよぷよしてやわらかい

二の腕をスリムにする３つ目のラインは大腸経ライン。
振袖をつかめなくなるまでがんばりましょう。

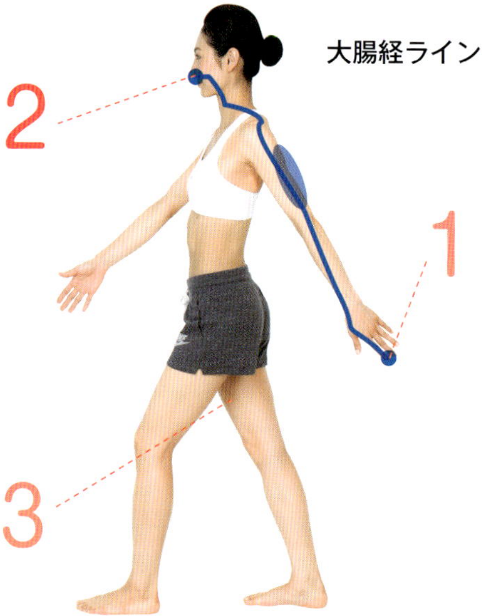

始まりのツボ 1

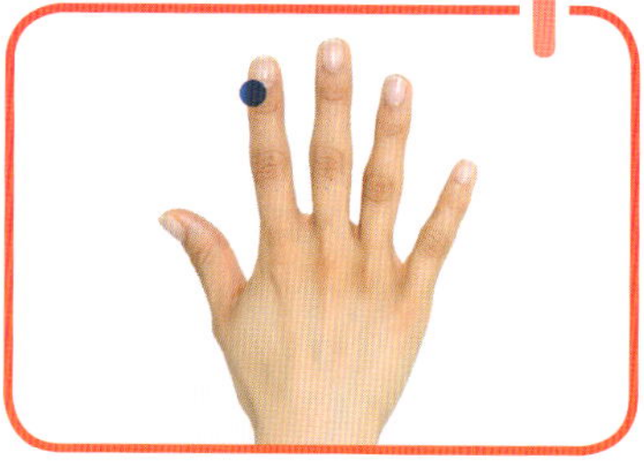

商陽（しょうよう）

二の腕をスリムにする大腸経ラインの始まりのツボは「商陽」。人さし指の爪の生え際、親指側２～３mmのところにある。

【効能】胃腸の働きを整え、風邪、高熱、腹痛などに効果がある。

ほぐす筋肉 3

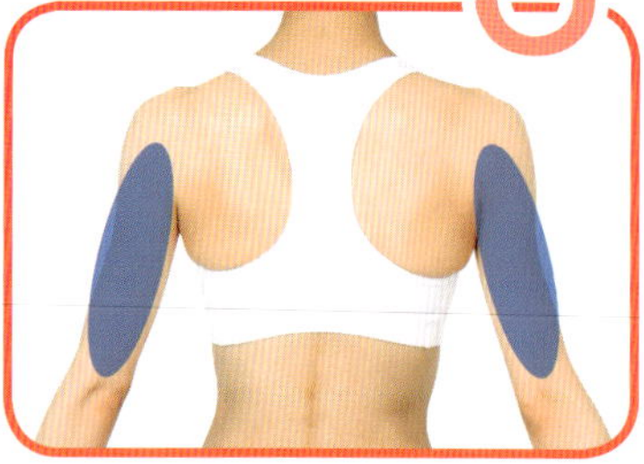

上腕三頭筋（じょうわんさんとうきん）

二の腕をスリムにするためにほぐす筋肉は、上腕の裏側にある「上腕三頭筋」。たるんでくるのはこの部分である。

【働き】上腕三頭筋は、ひじを伸ばすときに働く。曲げるときに働くのは「力こぶ」ができる上腕二頭筋である。

終わりのツボ 2

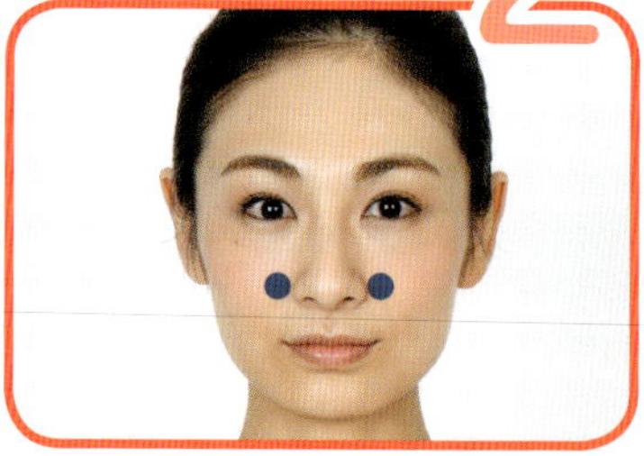

迎香（げいこう）

二の腕をスリムにする大腸経ラインの終わりのツボは「迎香」。小鼻の横の位置にある。

【効能】鼻水、鼻づまりに効果がある。とくにアレルギーに対する鼻粘膜の過剰な反応を抑える。

START

真っすぐに立ち、マッサージする側の人さし指を、もう片方の手でつかむ。

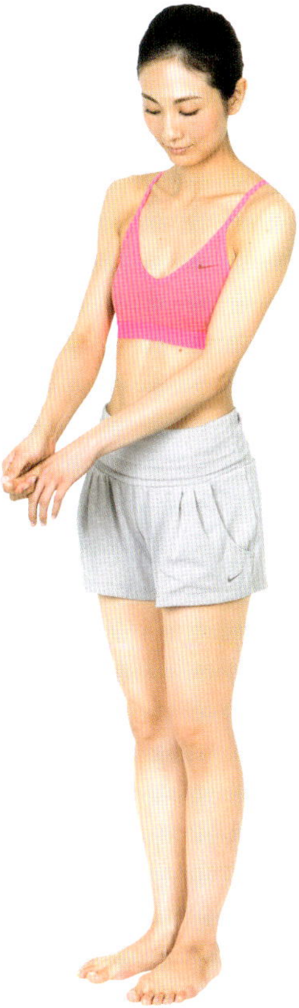

ツボ押し 1

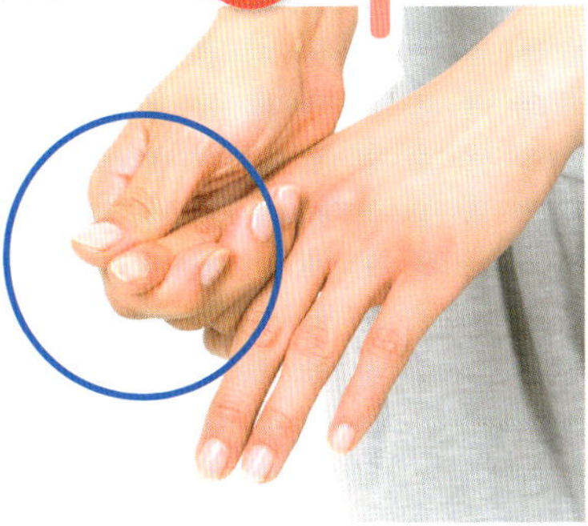

人さし指をつかんでいる手の親指で、商陽を強く押して刺激する。

ツボ押し 2

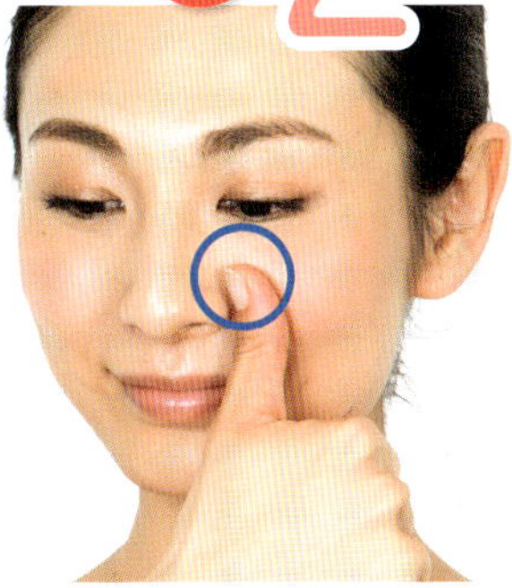

小鼻の横にある迎香を、ツボの位置とは逆側の手の親指でやや強く押す。

マッサージ 3

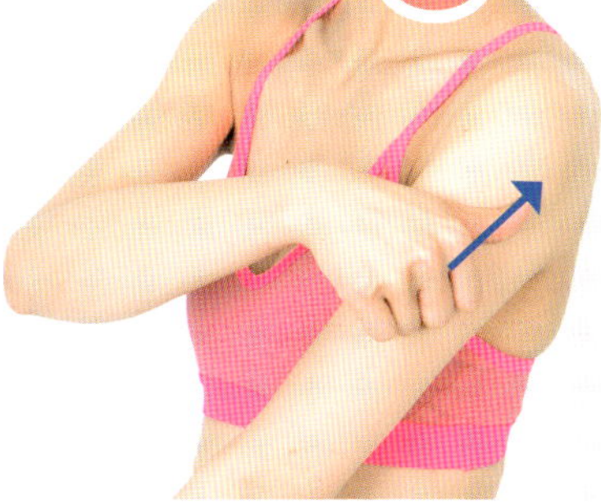

マッサージする腕とは逆側の手の親指全体を使って、腕の裏側をひじから肩に向かってこする。

しまりのないたるみをなくす

下 背

おろそかになりがちな体の後ろの部分。
背中からも若さを保つ努力をしましょう。

こんな人におすすめ！

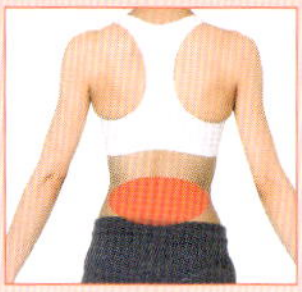

○ 肉が手でつかめる
○ ブラからお肉がはみ出す

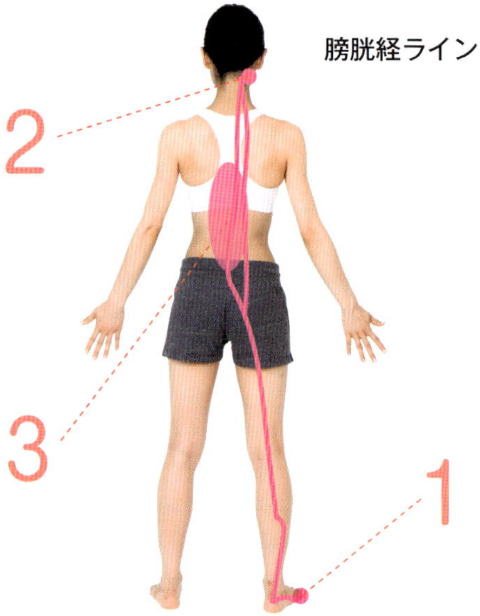

始まりのツボ 1

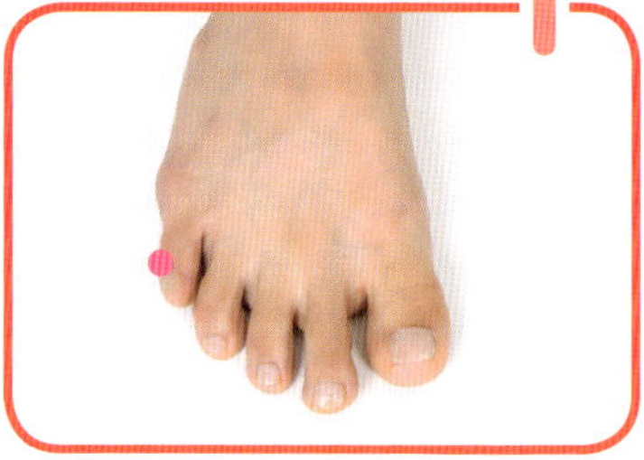

至陰（しいん）

背中のたるみをなくす膀胱経ラインの始まりのツボは「至陰」。小指の爪の生え際、外側にある。

【効能】腎臓の働きを活発にし、冷え性の改善、頭痛に効果がある。また集中力を高めるときにも効果がある。

ほぐす筋肉 3

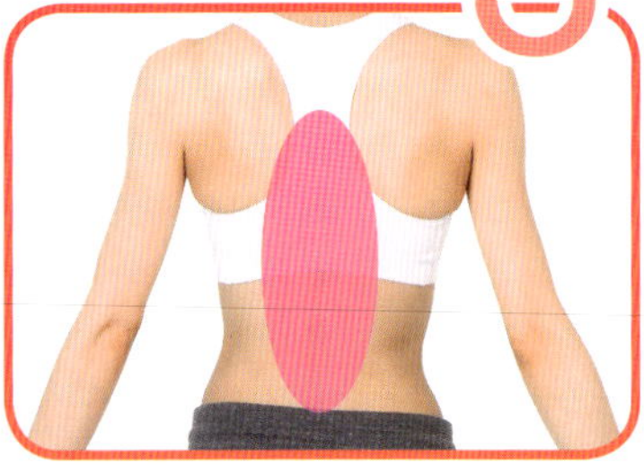

脊柱起立筋（せきちゅうきりつきん）

背中のたるみをなくすためにほぐす筋肉は、背中にある「脊柱起立筋」。首から腰にかけて伸びる長い筋肉である。

【働き】脊柱起立筋は、背中を伸ばすときに働く。立つ、歩く、走るといった動作の姿勢を維持する大切な筋肉である。

終わりのツボ 2

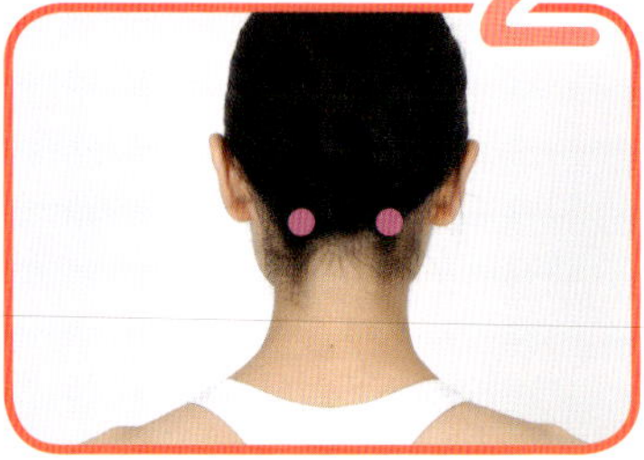

天柱（てんちゅう）

背中のたるみをなくす膀胱経ラインの終わりのツボは「天柱」。首と頭のつなぎ目の中央から左右に指1本分のところにある。

【効能】首のこり、頭痛、肩こり、全身のだるさ、目の疲れなどに効果がある。

START

床に座り、マッサージする側のひざを立て、その足に同側の手を伸ばす。

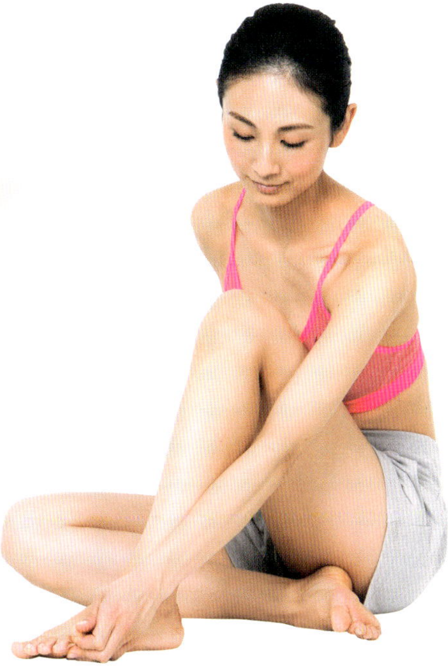

ツボ押し 1

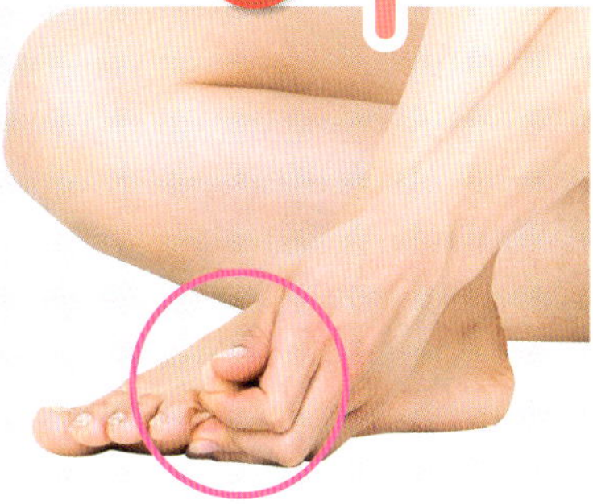

手で足の小指を握り、至陰を親指で強く押して刺激する。

ツボ押し 2

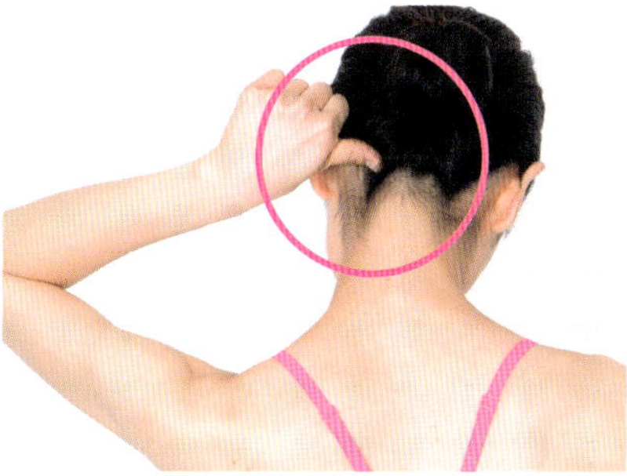

後頭部にある天柱を、ツボの位置と同側の手の親指で押す。

マッサージ 3

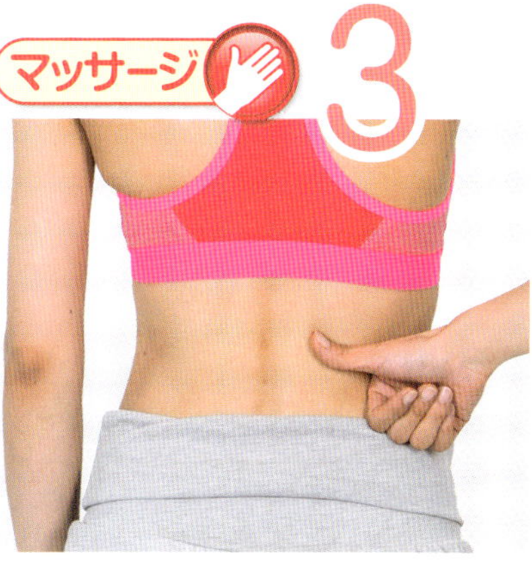

マッサージする場所と同側の手の親指全体を使って、背中を下から上に向かってこする。

たるんだあごを引き締める

フェイスライン

余分な水分や老廃物がたまりやすい、あご。
スッキリ引き締めて小顔になりましょう。

こんな人におすすめ！

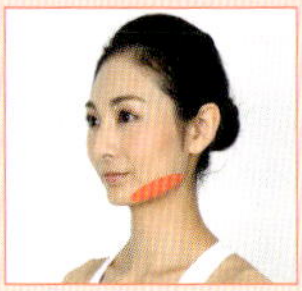

- ○ 首とあごのラインがわかりにくい
- ○ 笑うとあごがプルプルゆれる

胃経ライン

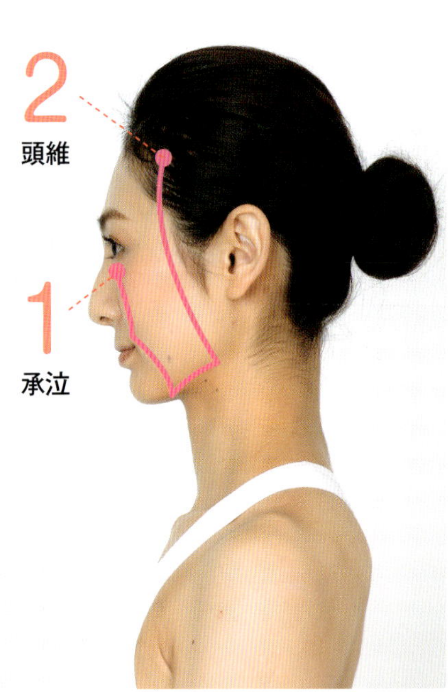

始まりのツボ 1

承泣（しょうきゅう）

フェイスラインを引き締める胃経ラインの始まりのツボは「承泣」。目の真下で、目のまわりにある骨のふちのくぼみにある。

【効能】白内障や緑内障などに効果がある。ツボを刺激することで目元のくまを薄くする効果もある。

終わりのツボ 2

頭維（ずい）

フェイスラインを引き締める胃経ラインの終わりのツボは「頭維」。髪の生え際から、親指の幅半分くらい上の位置にある。

【効能】目の疲れ、頭の痛み、めまい、顔面神経麻痺などに効果がある。

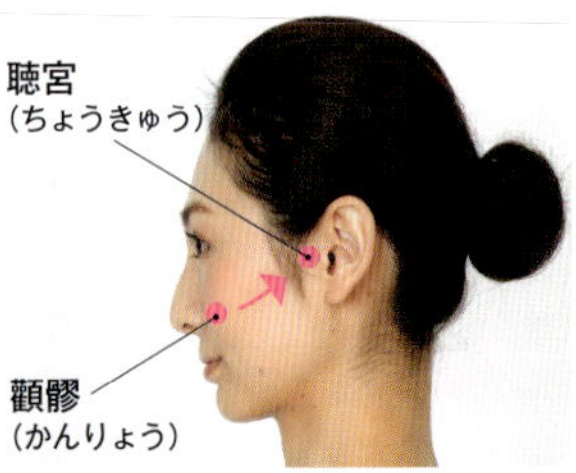

顴髎→聴宮でフェイスラインをスッキリ

小腸経ラインに属する顴髎（かんりょう）のツボから聴宮（ちょうきゅう）のツボに向かって手の親指の第一関節を当ててマッサージすると、さらにフェイスラインがスッキリします。顴髎は目尻の真下に下がって、ほほ骨の高いところの下にあるくぼみの位置にあります。聴宮は耳の穴の前側にある突起物の前にあるツボで、口を開けるとできるくぼみにあります。

START

真っすぐに立ち、マッサージする側と逆側の手の親指を立てて、目の下におく。

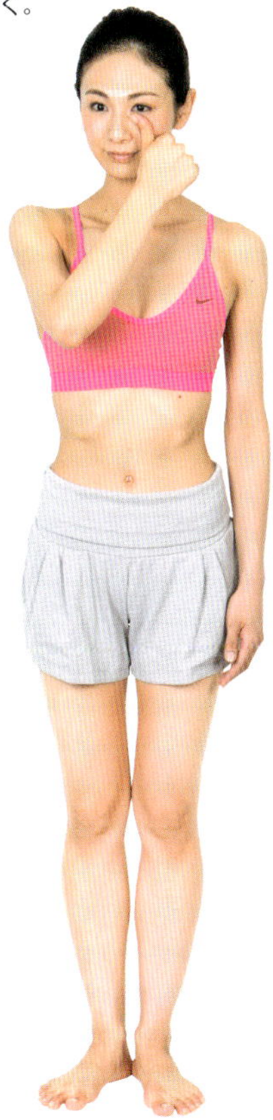

ツボ押し 1

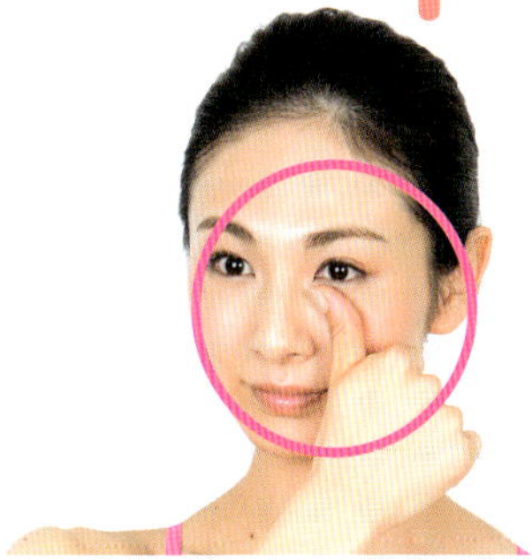

目元に当てた親指で、承泣を軽く押して刺激する。

ツボ押し 2

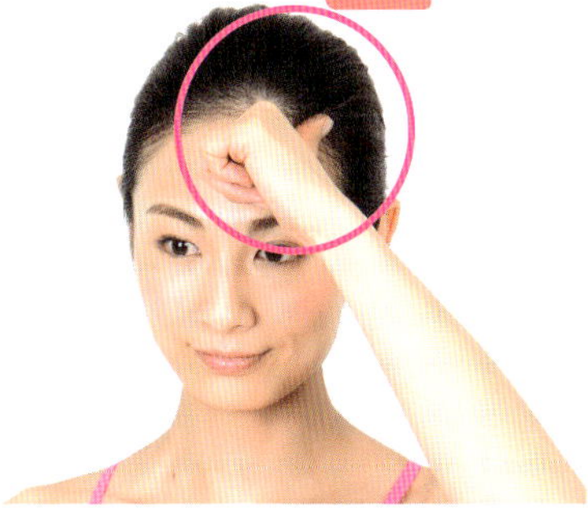

髪の生え際よりやや上にある頭維を、ツボの位置と同側の手の親指で押す。

マッサージ 3

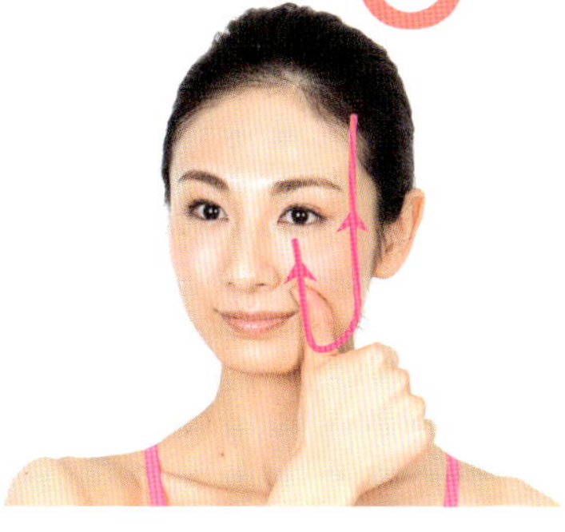

マッサージする場所とは逆側の手の親指を使って、あごから目元へ、あごから頭部へやさしくマッサージする。

どっしり首を細くする

首 ①

気になりだすと外出するのも嫌になる太い首。
マッサージでむくみを解消してあげましょう。

こんな人におすすめ！

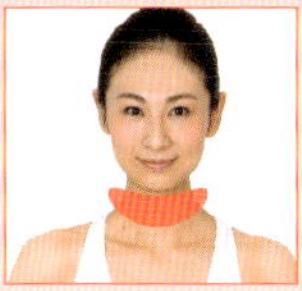

- ○ 首が肩に埋まっている
- ○ 首が短く見える

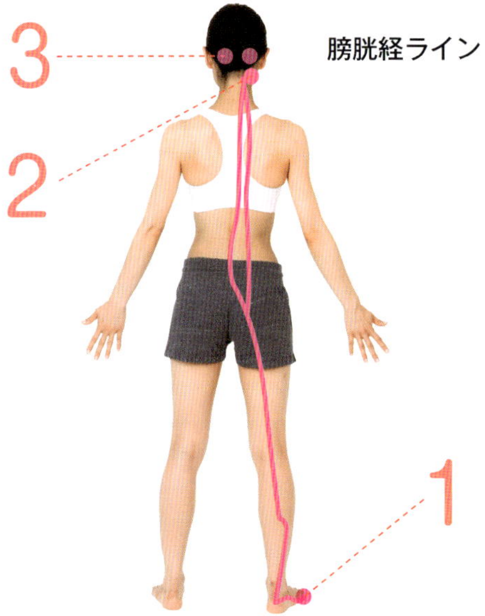

始まりのツボ 1

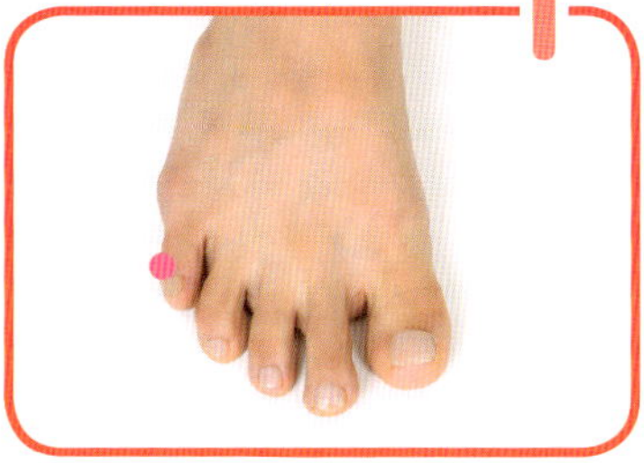

至陰（しいん）

首を細くする膀胱経ラインの始まりのツボは「至陰」。小指の爪の生え際、外側にある。

【効能】腎臓の働きを活発にし、冷え性の改善、頭痛に効果がある。また集中力を高めるときにも効果がある。

終わりのツボ 2

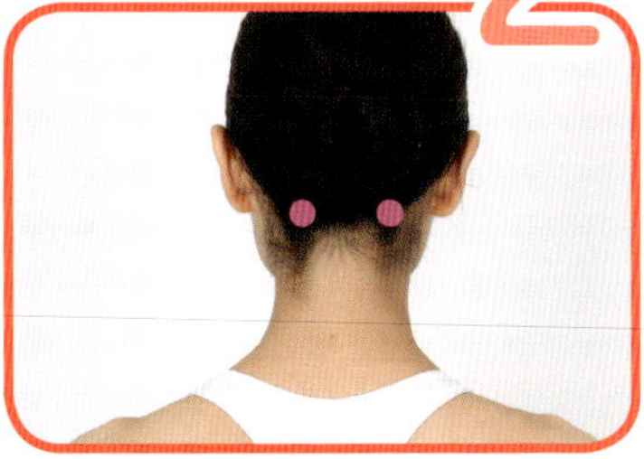

天柱（てんちゅう）

首を細くする膀胱経ラインの終わりのツボは「天柱」。首と頭のつなぎ目の中央から左右に指１本分のところにある。

【効能】首のこり、頭痛、肩こり、全身のだるさ、目の疲れなどに効果がある。

ほぐす筋肉 3

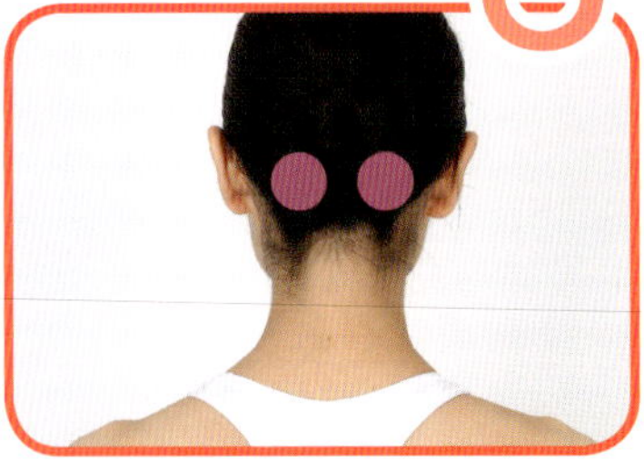

後頭筋（こうとうきん）

首を細くするためにほぐす膀胱経ラインの筋肉は、後頭部にある「後頭筋」。肩こりが続くと硬くなることがある。

【働き】後頭筋にはおでこのしわを伸ばすときに働く。しわを寄せる前頭筋とバランスをとって働いている。

START

床に座り、マッサージする側のひざを立て、その足に同側の手を伸ばす。

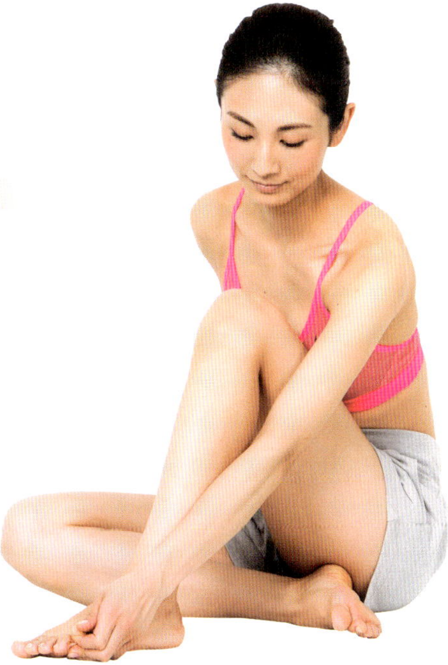

ツボ押し 1

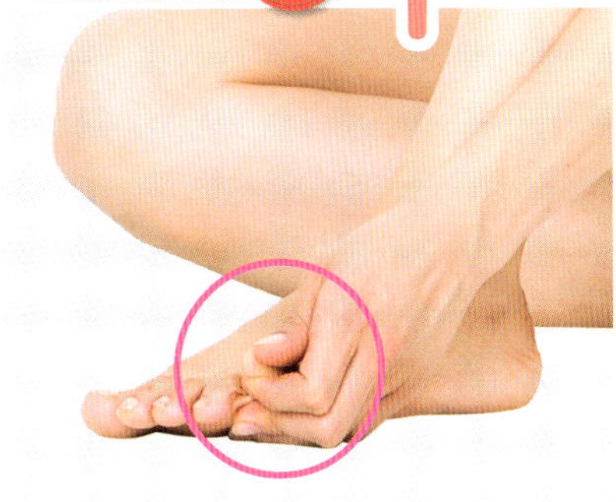

手で足の小指を握り、至陰を親指で強く押して刺激する。

ツボ押し 2

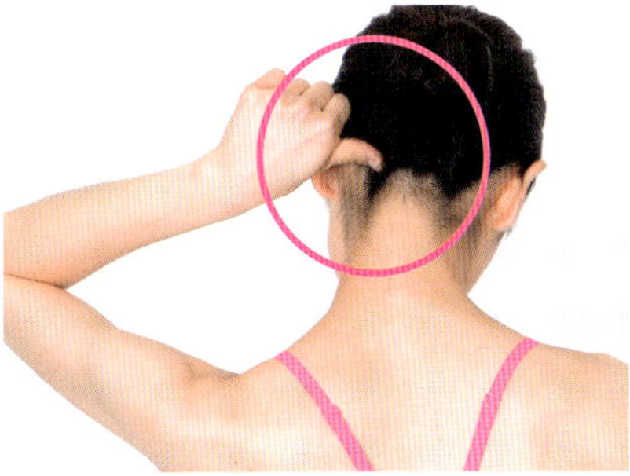

後頭部にある天柱を、ツボの位置と同側の手の親指で押す。

マッサージ 3

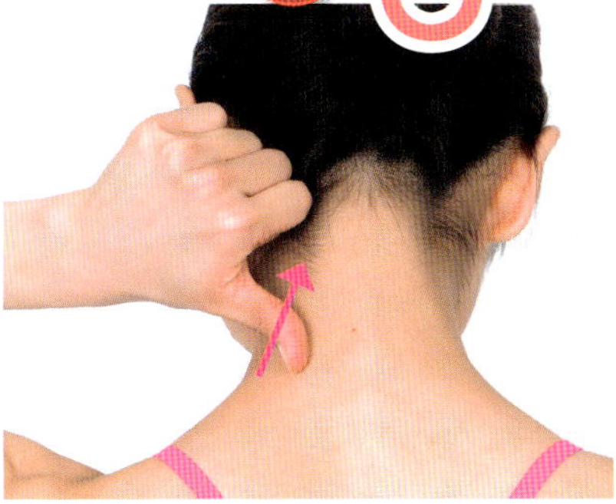

マッサージする場所と同側の手の親指全体を使って、首を下から上に向かってこする。

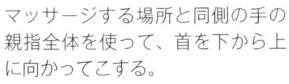

どっしり首を細くする

首 ②

首を細くする２つ目は三焦経ライン。
ほっそり首は姿勢もよく見えるようになります。

こんな人におすすめ！

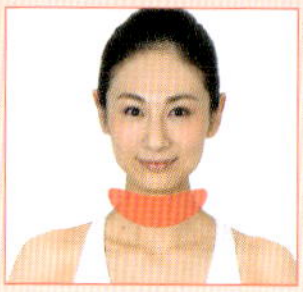

- ○ 首が肩に埋まっている
- ○ 首が短く見える

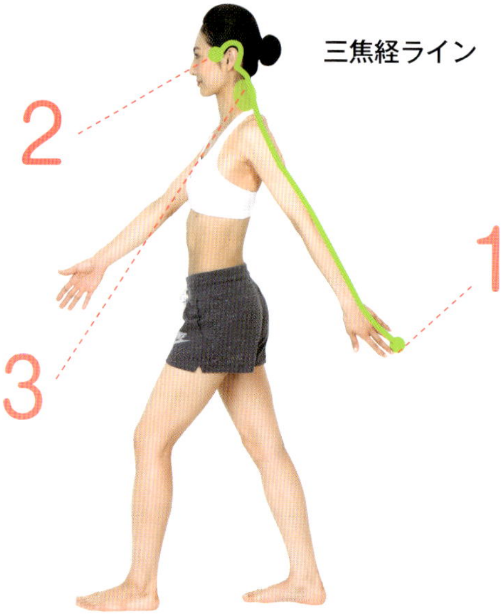

始まりのツボ 1

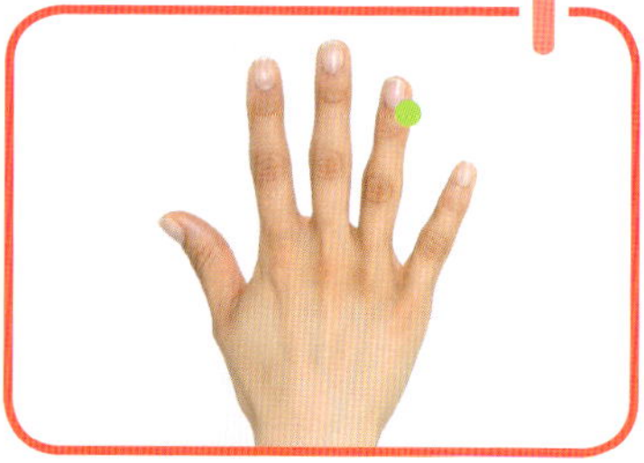

関衝（かんしょう）

首を細くする三焦経ラインの始まりのツボは「関衝」。薬指の爪の生え際、小指側２～3mmのところにある。

【効能】頭痛、耳鳴り、高血圧、イライラなどに効果がある。乗り物酔いやめまいの救急用としても効果がある。

ほぐす筋肉 3

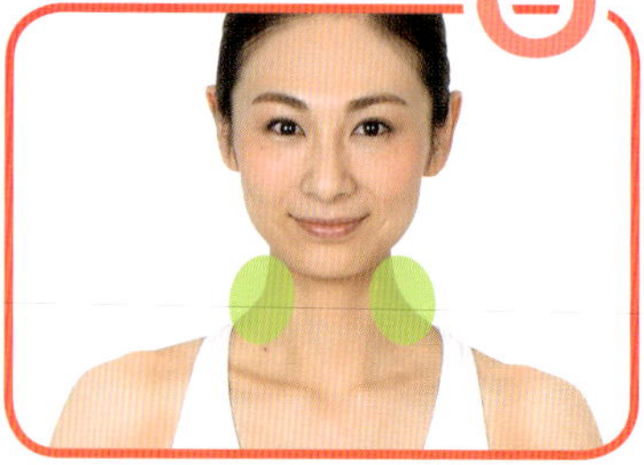

胸鎖乳突筋（きょうさにゅうとつきん）

首を細くするためにほぐす筋肉は、首の横側にある「胸鎖乳突筋」。首の横側をさわるとわかる大きな筋肉である

【働き】胸鎖乳突筋は、頭を支え、前後左右、さらに上下の動作に働く。この筋肉の下には多数のリンパ節がある。

終わりのツボ 2

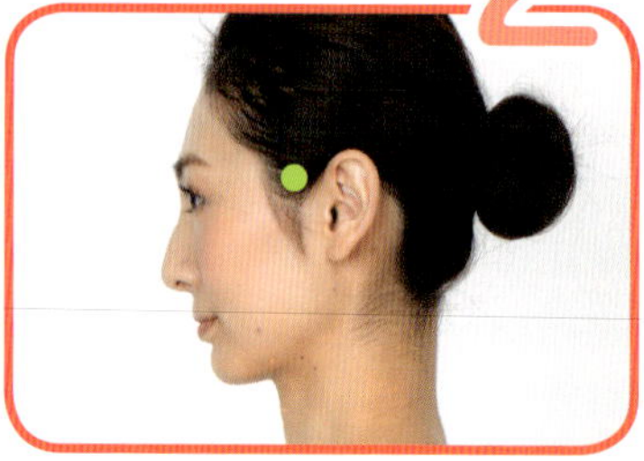

和髎（わりょう）

首を細くする三焦経ラインの終わりのツボは「和髎」。メガネをかけたときのフレームのライン上に脈を感じる部分がある。そこにツボがある。

【効能】頭痛、目の疲れ、目のかすみ、耳鳴りなどに効果がある。

START

真っすぐに立ち、マッサージする側の手の薬指を、もう片方の手でつかむ。

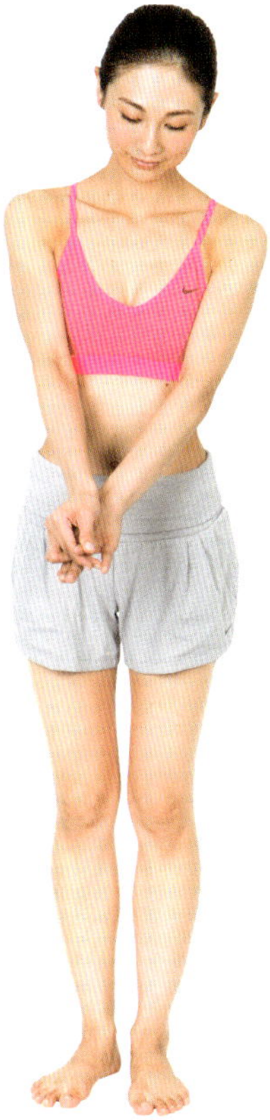

ツボ押し 1

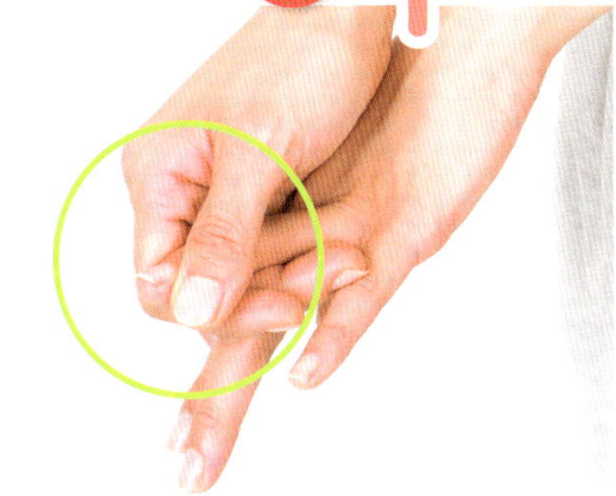

薬指をつかんでいる手の親指で、関衝を強く押して刺激する。

ツボ押し 2

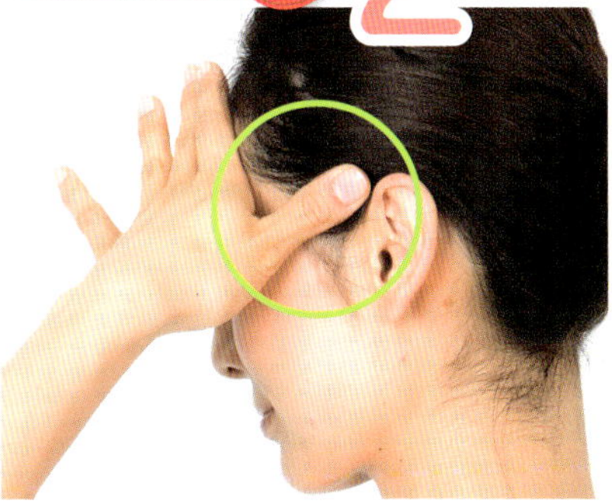

こめかみにある和髎を、ツボの位置と同側の手の親指で押す。

マッサージ 3

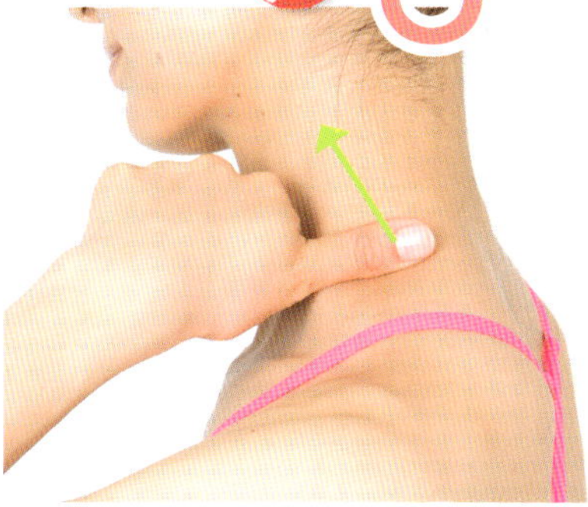

マッサージする場所と同側の手の親指全体を使って、首を下から上に向かってこする。

どっしり首を細くする

首 ③

首を細くする３つ目のラインは小腸経ライン。
スリムな首のモデル体型を目指しましょう。

こんな人におすすめ！

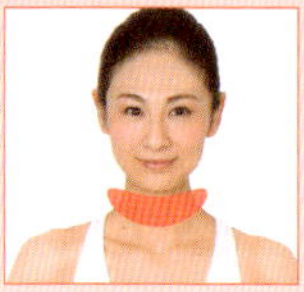

○ 首が肩に埋まっている
○ 首が短く見える

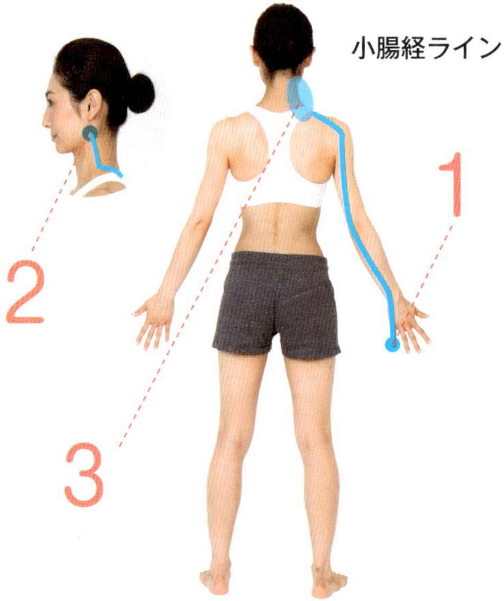

始まりのツボ 1

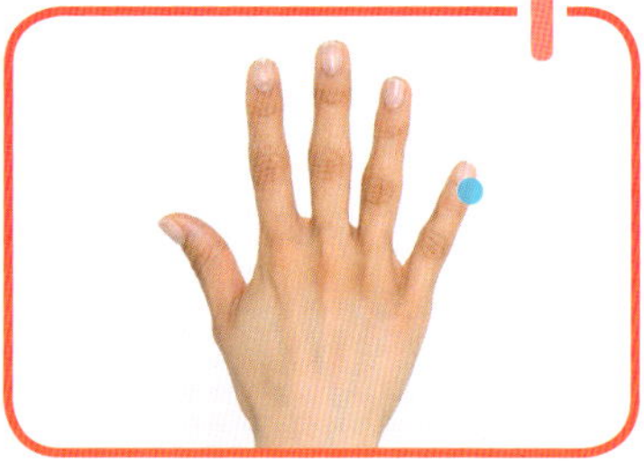

少沢（しょうたく）

首を細くする小腸経ラインの始まりのツボは「少沢」。小指の爪の生え際、外側にある。

【効能】狭心症、胸の痛み、のどの痛みなどに効果がある。気を失ったときの救急療法としても用いられる。

ほぐす筋肉 3

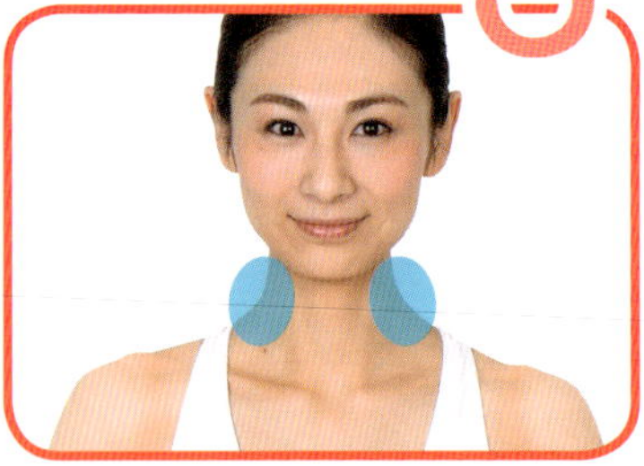

胸鎖乳突筋（きょうさにゅうとつきん）

首を細くするためにほぐす筋肉は、首の横側にある「胸鎖乳突筋」。首の横側をさわるとわかる大きな筋肉である。

【働き】胸鎖乳突筋は、頭を支え、前後左右、さらに上下の動作に働く。この筋肉の下には多数のリンパ節がある。

終わりのツボ 2

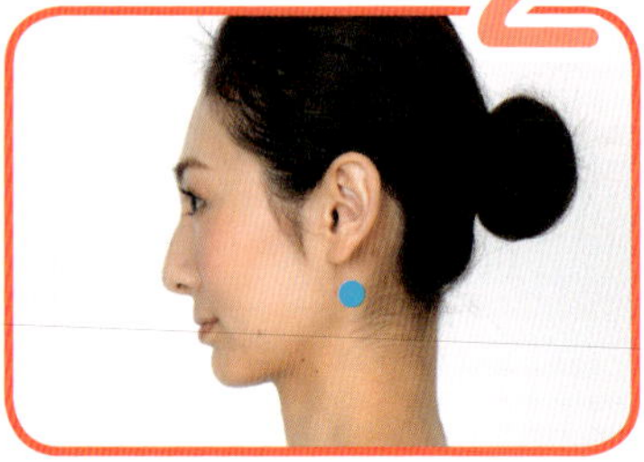

天容（てんよう）

首を細くする小腸経ラインの終わりのツボは「天容」。耳の後ろの骨のふくらみ（乳様突起）から1cm下にある。

【効能】のどの痛み、首こり、寝違え、耳鳴りなどに効果がある。

START

真っすぐに立ち、マッサージする側の手の小指を、もう片方の手でつかむ。

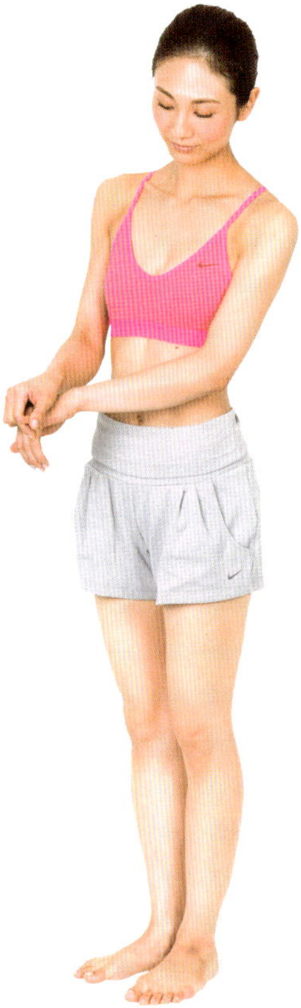

ツボ押し 1

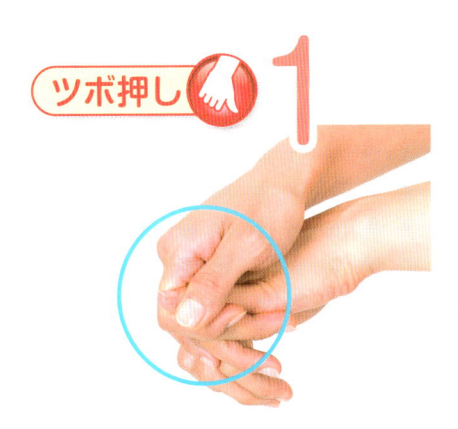

小指をつかんでいる手の親指で、少沢を強く押して刺激する。

ツボ押し 2

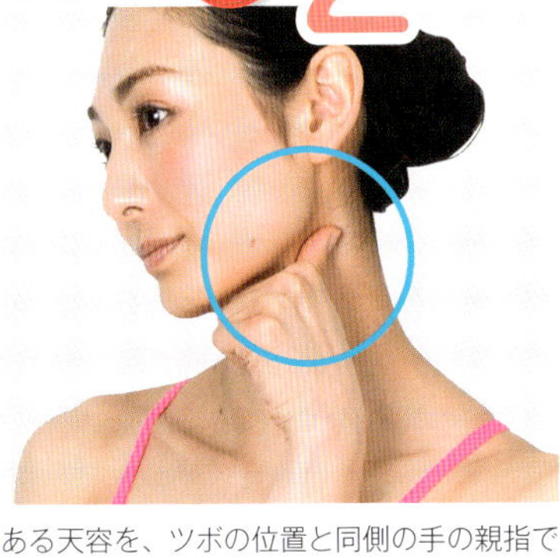

首にある天容を、ツボの位置と同側の手の親指で押す。

マッサージ 3

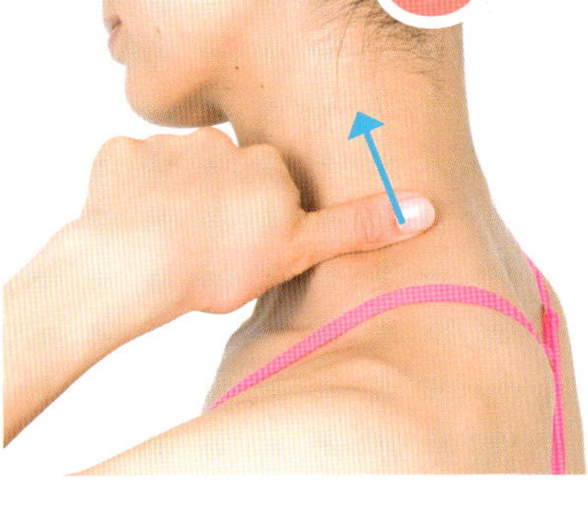

マッサージする場所と同側の手の親指全体を使って、首を下から上に向かってこする。

どっしり首を細くする

首 ④

こんな人におすすめ！

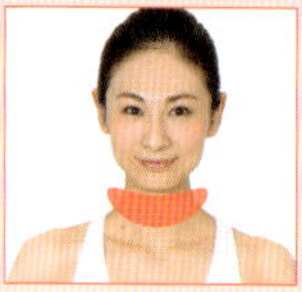

○ 首が肩に埋まっている
○ 首が短く見える

首を細くする４つ目のラインは胆のう経ライン。
マッサージで顔と首のアンバランスを解消しましょう。

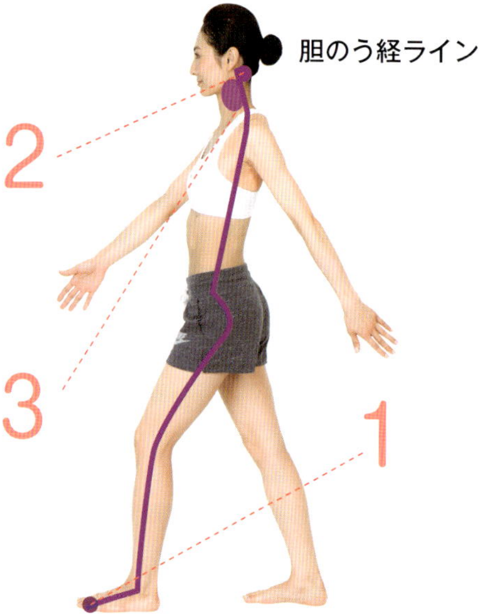

始まりのツボ 1

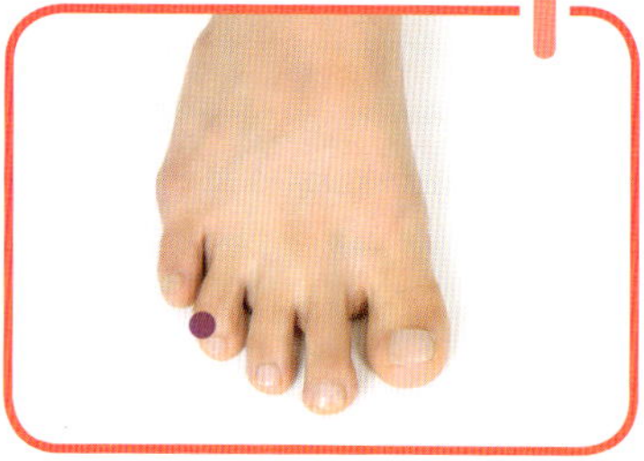

竅陰（きょういん）

首を細くする胆のう経ラインの始まりのツボは「竅陰」。薬指の爪の生え際、小指側の角から外側2mmくらいのところにある。

【効能】頭痛、腹痛、ストレス、疲労解消、眼精疲労、肩こりなどに効果がある。

ほぐす筋肉 3

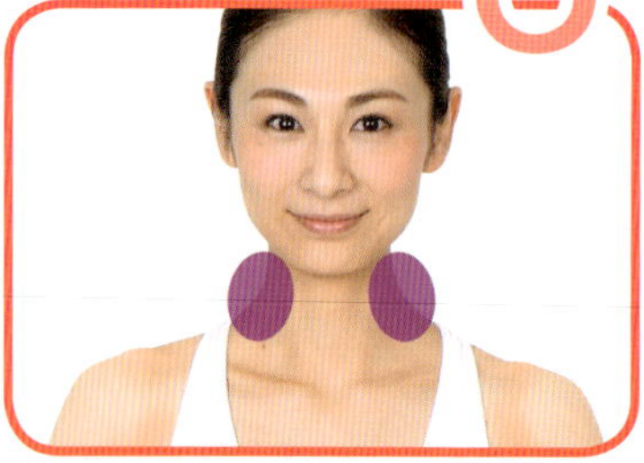

胸鎖乳突筋（きょうさにゅうとつきん）

首を細くするためにほぐす筋肉は、首の横側にある「胸鎖乳突筋」。首の横側をさわるとわかる大きな筋肉である。

【働き】胸鎖乳突筋は、頭を支え、前後左右、さらに上下の動作に働く。この筋肉の下には多数のリンパ節がある。

終わりのツボ 2

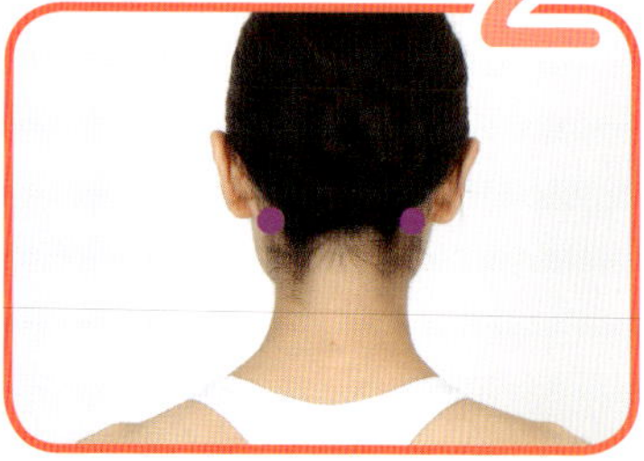

風池（ふうち）

首を細くする胆のう経ラインの終わりのツボは「風池」。耳たぶの後ろの大きな骨の下側から水平に後頭部に向かって指2本分のところにある。

【効能】頭痛、肩こり、目の疲れなどに効果がある。風邪の症状や不眠症、二日酔いなどにも効果がある。

START

床に座り、マッサージする側のひざを立て、その足に同側の手を伸ばす。

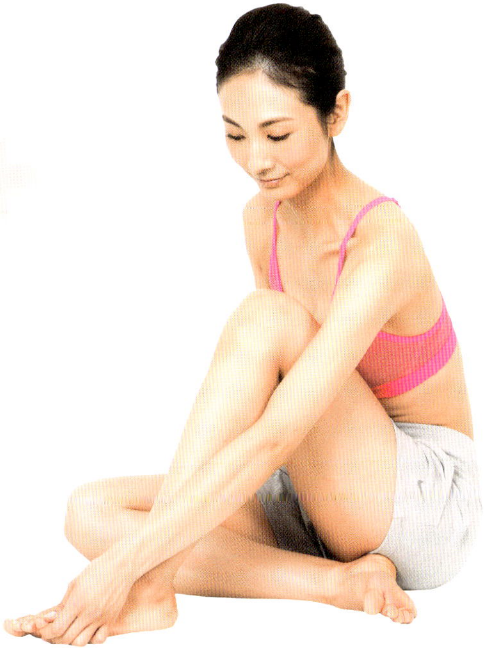

ツボ押し 1

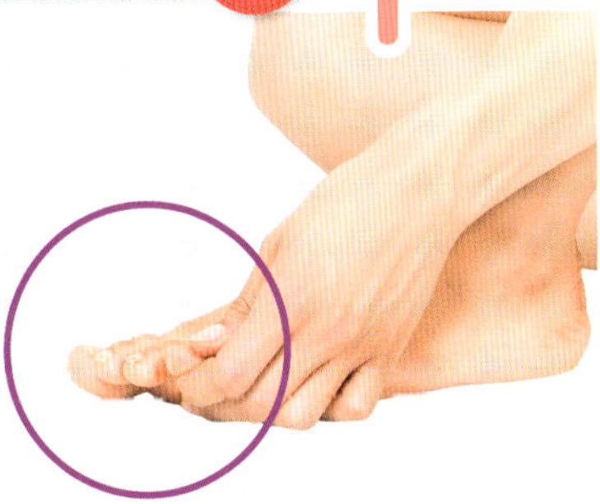

手で足の薬指を握り、竅陰を親指で強く押して刺激する。

ツボ押し 2

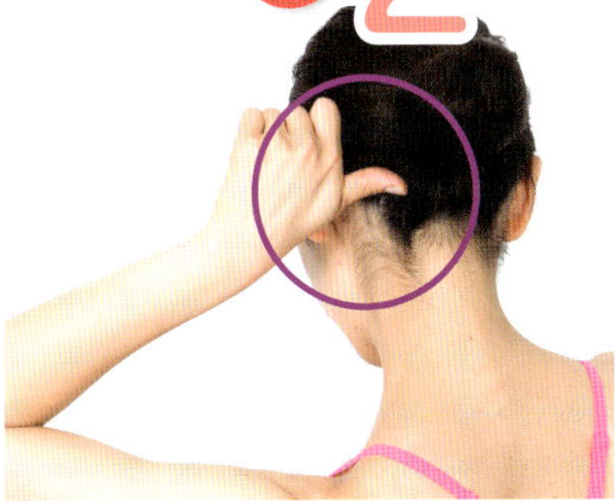

後頭部にある風池を、ツボの位置と同側の手の親指でやや強く押す。

マッサージ 3

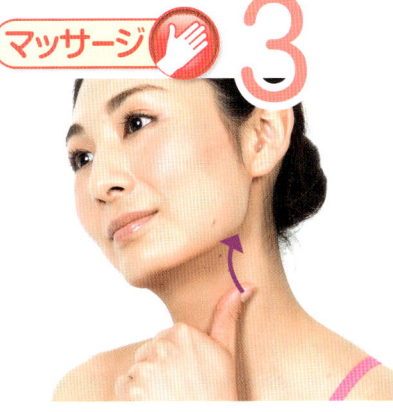

マッサージする場所と同側の手の親指全体を使って、首を下から上に向かってこする。

リンパ節をほぐしてスッキリ ④

上 腕

ひざから下のリンパが集まる腋窩のリンパ節。
しっかりほぐしてを二の腕を含めた上腕のむくみをとりましょう。

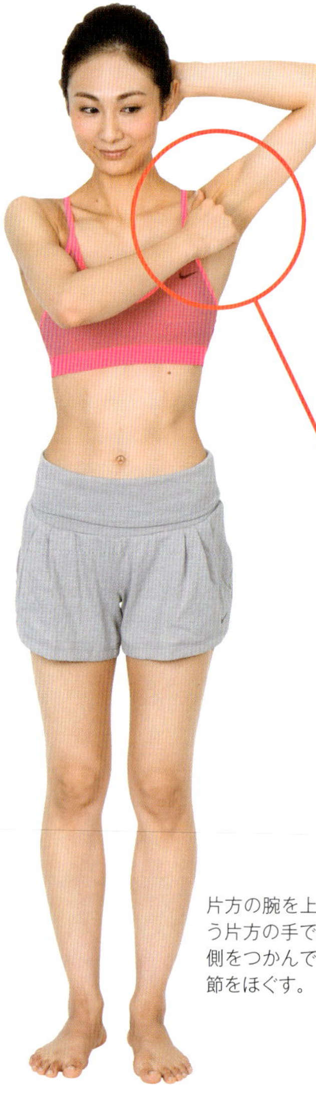

片方の腕を上げ、もう片方の手で腋の内側をつかんでリンパ節をほぐす。

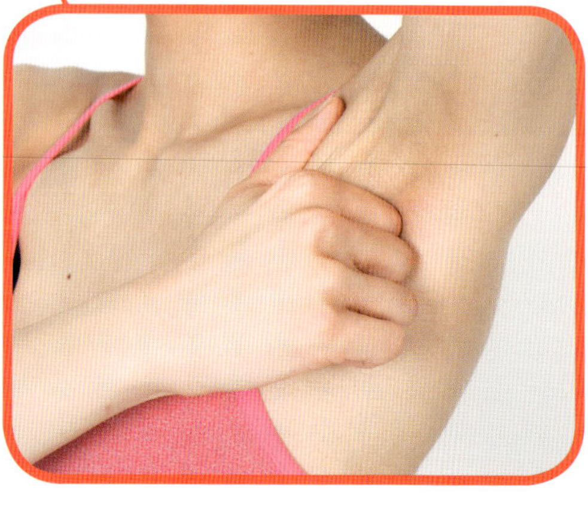

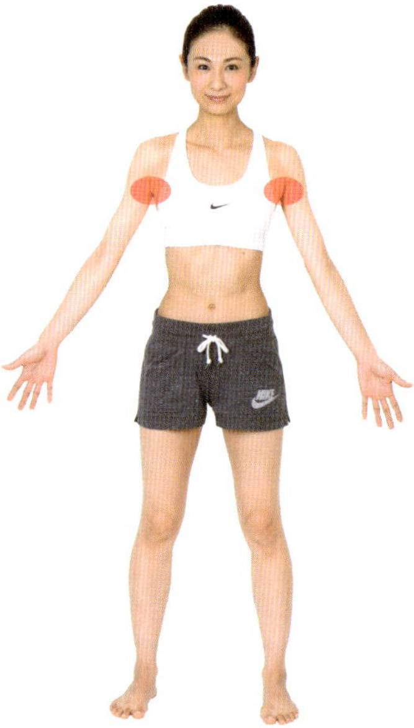

腋窩リンパ

ここに老廃物や余分な水分が滞ると、腕のたるみやむくみ、だるさの原因になる。

リンパ節をほぐしてスッキリ ⑤

肩まわり

体内を流れたリンパが最後に通る鎖骨のリンパ節。
詰まりやすい場所なのでしっかりケアしましょう。

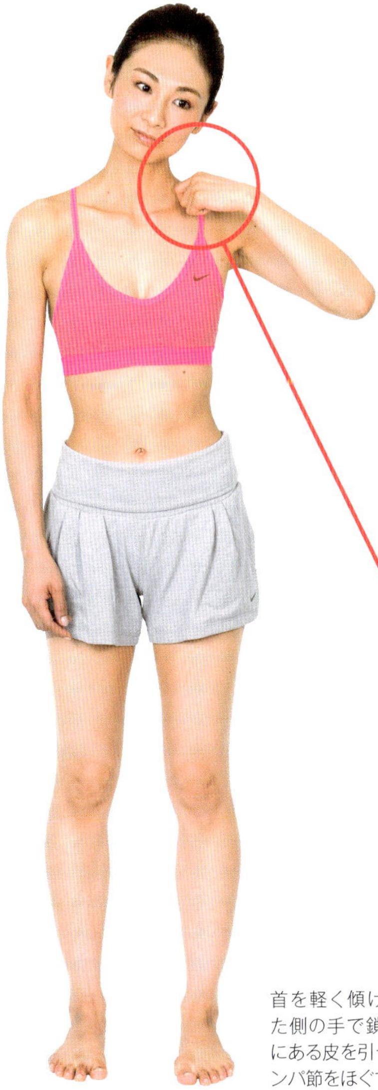

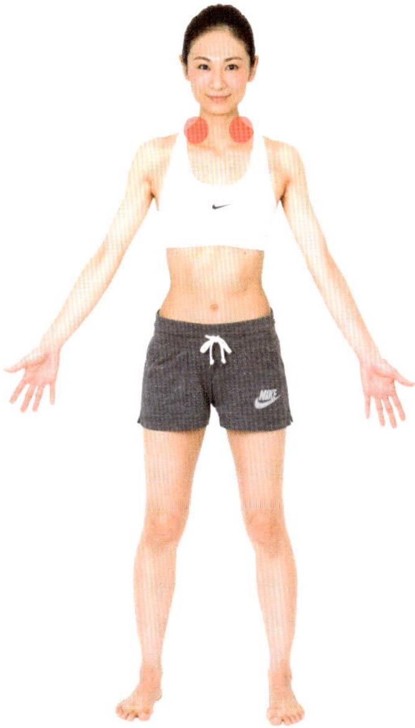

鎖骨リンパ

ここに老廃物や余分な水分が滞ると、肩まわりの動きが悪くなるだけでなく、自律神経や血流が悪くなる原因になる。

首を軽く傾け、傾けた側の手で鎖骨の上にある皮を引っ張りリンパ節をほぐす。

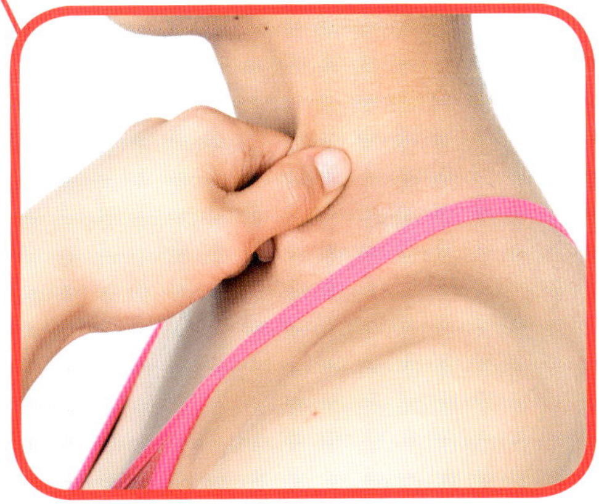

リンパ節をほぐしてスッキリ ⑥

あごと首 ①

顔から首へのリンパの通り道となる耳介のリンパ節。
しっかりほぐしてを顔のむくみをとりましょう。

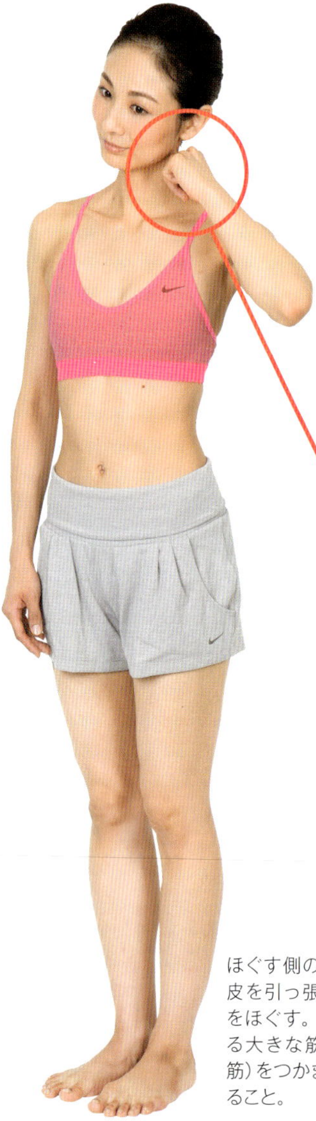

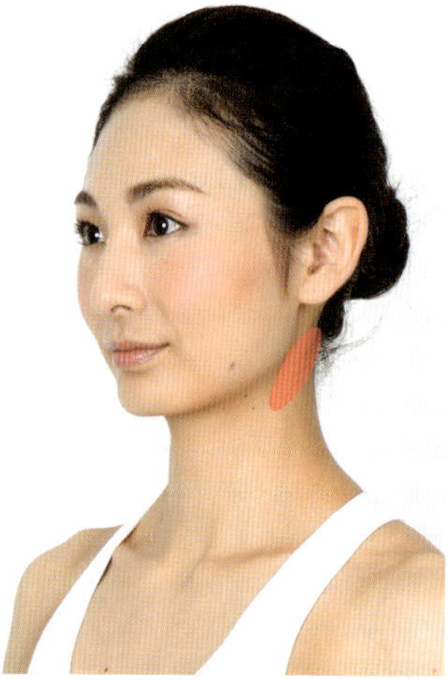

耳介リンパ

ここに老廃物や余分な水分が滞ると、
顔のたるみの原因になる。

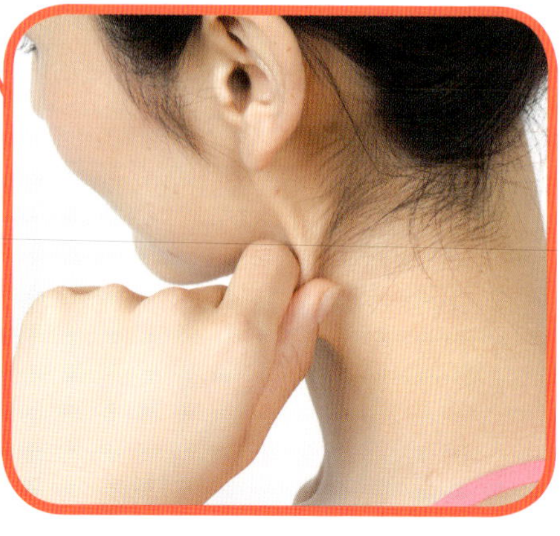

ほぐす側の手で耳の下の皮を引っ張ってリンパ節をほぐす。首の横側にある大きな筋肉（胸鎖乳突筋）をつかまないようにすること。

リンパ節をほぐしてスッキリ ⑦

あごと首 ②

顔から首へのリンパの通り道となる顎下のリンパ節。
しっかりほぐしてをあご下をすっきりさせましょう。

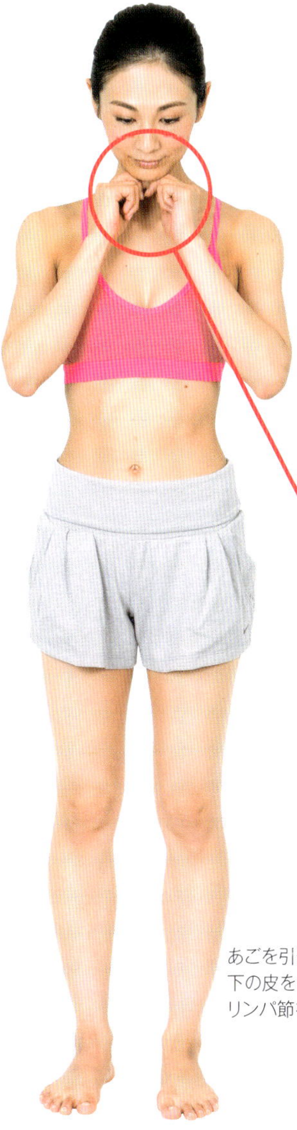

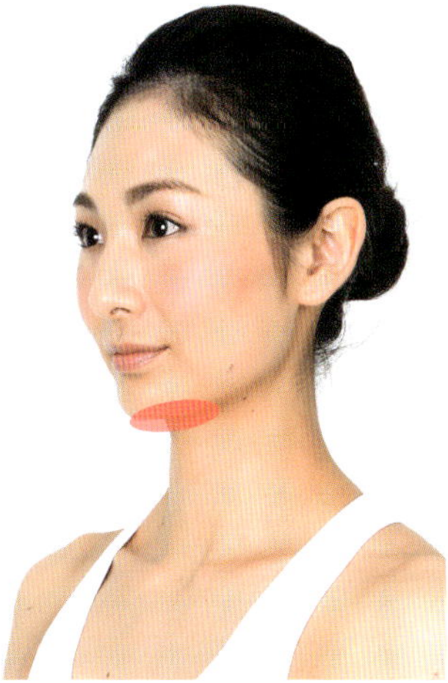

顎下リンパ

ここに老廃物や余分な水分が滞ると、
二重あごの原因になる。

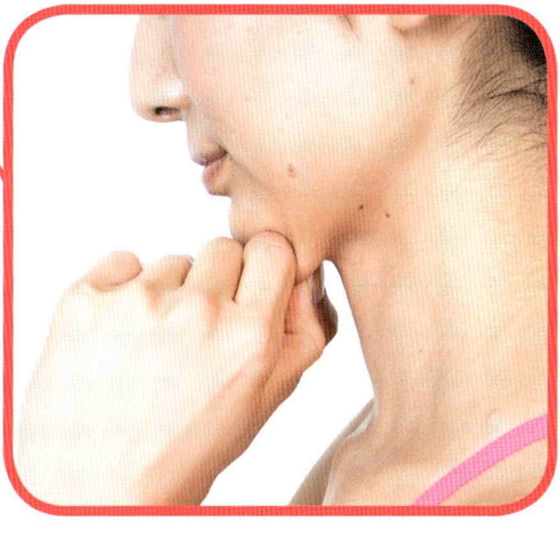

あごを引き、両手であごの
下の皮をつかんで引っ張り
リンパ節をほぐす。

おわりに

始まりのツボを押し、終わりのツボを押し、筋肉をマッサージする。そしてリンパ節をほぐす。今日から始められる簡単なダイエット法であることを体感していただけたでしょうか？

ツボ＆リンパマッサージは、すぐに効果が現れるのも特徴のひとつです。といっても、ダイエット法の広告にあるような劇的にやせるものではありませんが、すぐにわかる効果があります。それは、体調がよくなることです。PART①で述べたように、ツボ＆リンパマッサージの効果はやせるだけではありません。

例えば、前ももを引き締めたくて胃経ラインを刺激したら、胃腸の調子がよくなります。また、血流やリンパの滞りがなくなることで細胞が活性化し、全体的にお肌の状態もよくなります。こうした効果はすぐにわかると思います。

なんとなく体がスッキリしてきたら、今度は太っていた場所が引き締まり始めます。引き締まった体になった後も、太りやすい場所にツボ＆リンパマッサージを続けていくと太りにくい状態を維持することができるので、極端な食事制限のダイエットにありがちなリバウンドを気にする必要もありません。気づいたら、理想の体重と体脂肪になっていた。しかも、お肌にしわやたるみもない。これが「キレイにやせる」健康的なダイエットです。

無理な食事制限をすることもなく、激しい運動をすることもなく、キレイにやせられるのがツボ＆リンパマッサージです。安心して始めてください。もちろん、食生活を改めることや適度な運動を始めることは、さらに健康でキレイな体を維持するのに効果的なのは言うまでもありません。

メディカルトレーナー
岩井隆彰

太りやすい人ほど

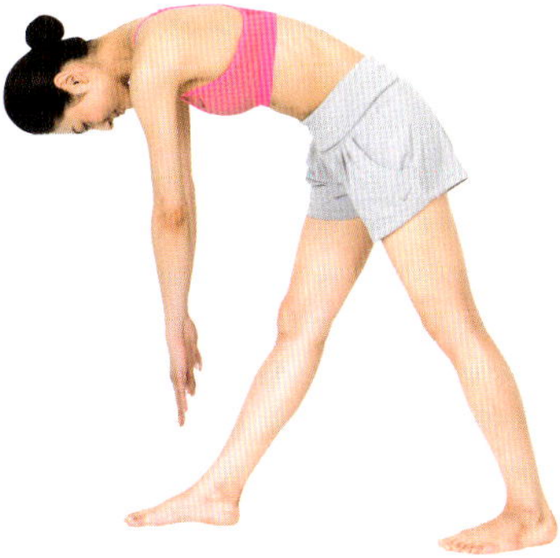

効果が高い
ツボ＆リンパマッサージ

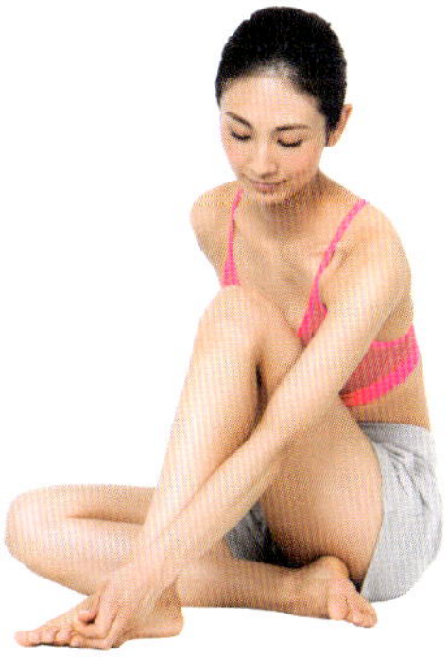

◉ 著 者

岩井隆彰（いわい たかあき）

神奈川県出身。柔道整復師。19歳で五輪選手のメディカルトレーナーとして従事。以来、多くのスポーツ現場でメディカルおよびフィジカルトレーナー活動を経験。2003年、神奈川県小田原市に城山整骨院を開院。日に200人を超える患者の治療を行なう一方、サッカー日本代表選手やプロ野球選手など、数多くのトップアスリートやモデル、タレントなど、著名人の治療を手がけ、国内だけでなく海外でも活動している。また、長野五輪、ソルトレーク五輪、トリノ五輪、北京五輪にはメディカルトレーナーとして帯同した。

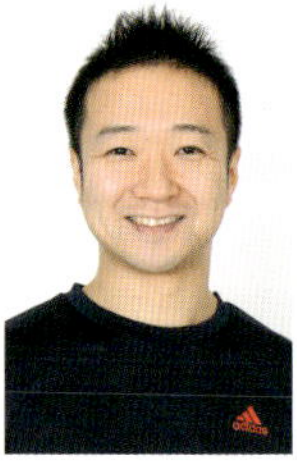

太りやすい人ほどやせる ツボ&リンパマッサージ

2015年4月16日　初版第1刷発行

著　者	岩井隆彰
編　集	洗川俊一
カバーデザイン	伊勢太郎（アイセックデザイン）
本文デザイン	柴田耕輔
写　真	森モーリー鷹博
モデル	鈴木菜月（グランディア）
イラスト	今泉実緒

発行者	中川信行
発行所	株式会社マイナビ
	〒100-0003　東京都千代田区一ツ橋1-1-1 パレスサイドビル
	電話　048-485-2383（注文専用ダイヤル）
	03-6267-4477（販売）
	03-6267-4403（編集）
	URL　http://book.mynavi.jp
印刷・製本	シナノ印刷株式会社

※定価はカバーに記載してあります。
※落丁本、乱丁本についてのお問い合わせは、TEL048-485-2383（注文専用ダイヤル）、
電子メール sas@mynavi.jp までお願いします。
※本書について質問等がございましたら、往復はがきまたは返信切手、返信用封筒を同封のうえ、
（株）マイナビ 出版事業本部編集第2部までお送りください。
お電話でのご質問は受け付けておりません。

ISBN978-4-8399-5482-6